森岡周 著

コミュニケーションを学ぶ

ひとの共生の生物学

協同医書出版社

人間はおしゃべり

は じ め に

「コミュニケーション」は人間理解の鍵

　人間はこの世に誕生し、親を中心とした大人の世話を積極的に受けて成長します。そして、自分自身が大人になれば、今度は子どもや後輩の世話を積極的に行います。教育システムが人間社会に深く根づいていることからも、人間はとても「お世話好き」な動物であるといえます。また、他者が喜ぶことを報酬にしているように思えます。言い換えれば、他者と関係を結び、集団を構成し、それを維持するように行動を起こすことが本能的あるいは遺伝的に仕組まれ、埋め込まれているようにも思えます。むろん、人間以外に目を向けても哺乳類は子育てをしますが、人間の特徴は、自分の子ども以外の子どもの世話をやいたり、種を超えてペットの世話までもしたりするところにあります。どうやらこのように、誰か・何かと関係性を結ぶことが人間はとても好きなようです。だからこそ、人間の多くはその関係性に悩み、その結果「コミュニケーションがうまくとれない」「もっとうまくコミュニケーションをとりたい」といった結論を導くわけです。人間に興味がなければ悩む必要はないわけですから。

　ふと現代社会に目を向けてみると、自給自足で生活している人間は数少なく、生産したものを販売したり、生産するものを開発したり、また生産する人間を育成したりと、今の社会は単独・個人で生きていくにはなかなか難しい世の中になっているようにも思えます。人間は進化の過程でどうやら単独で生きていくよりも、集団の中に自己を位置づけ、協力しながら生きていく方が望ましいという考えをもったようです。個人の能力だけでは獲得できない獲物であっても、集団で力を合わせれば獲得できる、あるいは、個人で蓄えるのではなく、集団で蓄え、それを分配していくシステムの方が最終的に生存していくのにベターであるといった知恵を暮らしの中で磨き、そして、より豊かな暮らしを営むことができないかを未来志向的に考え、そうして考えた情報（個人の考え）を仲間で分かち合い（語り合い）、来るべき将来に対して、ともにビジョンを立ち上げ、それに向かっていくといった共同注意の意識を、自分たちの進化の過程で人間はつくってきたようです。

　このように集団社会を構成し、その社会を停滞させず発展させようと試みる行動こそ、人間らしいコミュニケーション行動といえるでしょう。他の動物であってもコミュニケーション行動をみてとることはできますが、その行動は一定の土地に停留し、何十年も何百年も目立った発展はみてとれません。これに対して、人間社会に目を向けてみると、数十年前と比べ、その社会システムは変化・発展（激変）し、そしてコミュニケーション行動も様変わりし、今なお進化しようと試みられています。20年前は固定電話が主流であった人間社会における交流も、今はコンピュータにインターネット、そしてロボットとのコミュニケーションとずいぶん様変わりしています。まさに人間社会におけるコミュニケーション行動は、今をただ生き延びるのではなく、未来をどうつくるか、そして自分たちが築いてきた仕組みをどう残し、どう発展させるかに活かされているわけです。

　さて、人間らしさの象徴を問われると「言葉によるコミュニケーション」がまずはあげられるでしょう。つまり、人間におけるコミュニケーション行動を考えること自体が「人間らしさとは何か」を知る手続きといえるわけです。コミュニケーションについて語るということは、人間らしさについて語るということにイコールであり、ゆえに、「コミュニケーションを学ぶ」ためには、それを生み

出す人間の仕組みについて学ぶ必要があるわけです。ですから本書の内容として最初に配置したのが人類の脳−身体システムの構造的な特徴なのです。人々が互いに情報のやりとりをしているように、細胞同士も互いにメッセージを交換しながらコミュニケーションをとっています。それは単純に情報を往来させるだけでなく、間に介在する細胞もそこに参加させながら、情報の重みづけが行われています。たとえば、間に介入する介在神経細胞は、ある神経細胞から情報を受けて、その情報を他のある神経細胞に伝えます。そのようにして伝えられる情報は時に興奮が強まったり、抑制が強まったりと、環境における脳と身体の状態（たとえば自らの心理状態）から変化します。まさに人間の神経システムは、社会情勢によって人と人、あるいは国と国とのコミュニケーション行動が変わり、一触即発の危機的な状況になったり友好関係になったりするような姿と似ているわけです。むしろ、人間の神経システムがそのように機能しているからこそ、人間がつくる社会システムがそのようになっているのかもしれません。

　本書の第1部では、昆虫や鳥などから脈々と受け継いできたに違いないコミュニケーション行動について解説しています。昆虫・動物の中には社会を構成し、子孫を残すために秩序だった行動をとるものが少なくありません。集団に秩序をもたらすためには積極的に互いにサインを与えて行動を調整し、同調させたり、役割を変化させていく必要があります。コミュニケーションは人間の特権のように語られたりしますが、言語にとらわれないコミュニケーション行動という観点に考え方を拡大すると、多くの動物間でそうしたやりとりがされていることがわかります。要するに、どのような動物であれ、コミュニケーション行動は集団を構成・維持するために不可欠な行動そのものであり、それは生存および子孫繁栄のために生み出された動物的行動であるということができるでしょう。しかし、下等な動物と人間とが決定的に異なっているのは、生存・種の保存以外にもコミュニケーション行動がとられるところです。人間にとっては性交渉も一種のコミュニケーション行動ですが、人間社会ではある種それが娯楽化したりもしています。このように人間のコミュニケーション行動が生存・種の保存という一義的な目的を超えたことによって、人間には文化・文明を生み出していこうとする意識が備わりました。言語も文化に基づく産物と考えるならば、娯楽やゴシップのやりとりをするために言語が発達したのかもしれません。地球上の生物においてこれだけの娯楽を生み出した人間は、単に生存するためだけに言語を発展させたとはいいがたく、文化的営みを生み出し、それを他者に伝えるために言語を発展させたようにも思えます。地球上における他の動物を見渡しても、その考えはおおむね間違っていないと思います。

　本書ではまた、人間における大脳皮質の発達・進化についても解説しています。その際、言語を生み出す大脳皮質の大きさはコミュニティの大きさ・複雑さに関係づけられることを述べています。現代の人間が多彩な思考をもち、多種多様な職業を生み出してきたのは、まぎれもなく多くの他者とダイナミックにコミュニケーションをとってきたからです。そして、それを自らの脳に置き換えても、神経細胞同士がただ単に情報をルーチンに往来させるのではなく、複数の神経細胞の間に発生する相互作用のダイナミズムの結果、人間は新しい創作活動を起こすことができることがわかります。第2部では、こうしたコミュニケーション行動を遂行するために人間が言語・非言語コミュニケーションに関わる壮大な神経ネットワークを構造的、機能的につくってきた様子を詳細に説明しました。この

神経ネットワークの恩恵を受けることで、第3部で述べたような多彩なコミュニケーション手段を創発[1]（emergence）し続けることができるのです。まさに、多彩なコミュニケーション行動こそ、人間らしさの象徴であるわけです。むしろ、この創発の繰り返しによって、人間の脳自体も構造的かつ機能的にリフォームし続けているといえます。

　人間と人間との間によって生まれる個体間のカップリング現象[2]と同じように、自らの脳の中で生み出される神経細胞と神経細胞との間に生まれる個体内でのカップリング現象、これらの両者のメカニズムを利用することによって創発現象が生み出され、新しい価値観や新しい文化、ひいては新しいコミュニケーション媒体・価値を生み出してきた経緯を考えることこそ、人間らしさを知る手続きのように思えます。要するに、本書では「コミュニケーション」を伝達や共有といった漠然とした概念、あるいは言葉とか信号といったツール（手段）といった側面のみに言及するのではなく、コミュニケーションを「複数のものの間に発生する相互作用のダイナミズム」と定義し、それを理解することが、人間らしさの理解によりよく接近する方法であることに言及したいと考えています。

　「〜間」という領域があるからこそ、「わたし」という自己意識が生まれ、そして「あなた」という他者理解を促進させ、人間社会をつくっていくことができます。この「〜間」における相互作用というダイナミズムを生み出す鍵について知り、考えてもらいたいと思います。「脳と身体の構造的かつ進化論的特質」（第1部）、「脳の複雑なネットワークに基づく情報価値を創り出す特質」（第2部）、そして「人間社会におけるコミュニケーション行動の多彩さ」（第3部）と、この3つの視点を重ねることによって、複数のものの間、すなわち「個体内における物質と物質との間」「個体と物質世界との間」そして「個体と個体との間」に情報を構築するための広大な領域を創り出す人間ならではの特質が見えてくることでしょう。

2018年5月

森岡　周

1…7ページ、コラム「創発」参照
2…6ページ、図1.3「カップリングの概念図」参照

目 次

はじめに 「コミュニケーション」は人間理解の鍵

第1部 社会人類学的視点からみた人間のコミュニケーション　001

1 生物学的神経コミュニケーションから社会システムへ　002
- column 神経伝達物質　004
- column 創発　007

2 超個体としてのコミュニケーション行動　008
- column 自己組織化　010

3 社会的行動と脳の進化の関係　012
- column メタ意識とメタ認知　014
- column 心の理論とメンタライジング　014
- column プロパガンダ　015

4 文化的営みと言語の兆し　018

5 記憶と想像を操るという戦略　022
- column アナロジー　025

第2部 神経科学からみた人間のコミュニケーション　027

1 脳の側性化と言語　028
- column 失語症　031
- column 言語の階層構造　032

2 音声認知と意味理解に関わる脳機能　033
- column 臨界期　035
- column ワーキングメモリ　038
- column チャンクと人間の認識の方法　038

3 文章の理解と言語学習　039
- column 象形文字と楔形文字　041
- column 語彙　042

4 他者の心を読み取るシステム　047
- column 視点取得　052

5 同期し合う身体と心　053

column　ペタゴジーとアンドラゴジー　057

6 自己意識あるいはメタ意識から成り立つ人間社会　058

第3部　人間のコミュニケーション行動　065

1 身体性　066

column　擬人化エージェント　071

2 会話　072

3 身だしなみ　076

column　サリエンシー　079

4 記号とアイコン　080

column　二項関係と三項関係　084

column　アフォーダンス　085

5 ゴシップと情報拡散　086

6 読み書きと文学　090

column　古代芸術　095

column　ジュウシマツの会話　095

7 儀式と集団生活　096

8 芸術的志向性　100

9 ソーシャルネットワークサービス（SNS）　104

10 拡張現実とコミュニケーション　110

11 コミュニケーション支援用具　116

12 近未来社会・AI／機械学習・ロボットとの共存　120

あとがき……… 125

索　引……… 127

vii

第1部

社会人類学的視点からみた人間のコミュニケーション

1 生物学的 神経コミュニケーション から 社会システムへ

「動き」は生物にとって多くの可能性をもたらします。動きは私自身をつくります（I move, therefore I am)*。そして、動きは生命（いのち）の源といっても過言ではありません。ミクロな世界に目を向けても、私たち自身を構成する分子や素粒子は一定の場所に停留せず絶えず動いています。そして、私たちの脳を構成する神経細胞は分化し、移動し、他の神経細胞と関係し、そして神経線維を通じてコミュニティを形成し、情報を行き来させます。つまり、細胞同士もコミュニケーションをとっているわけです。

無脊椎動物のヒドラ（図1.1）は、もっとも単純な神経系をもつ動物として有名です。こうした単純な神経系であっても、電気や化学伝導のような仕組みをもつことがわかっています。ヒドラは絶えず動き、そして触手に触れたミジンコなどを食します。こうしたことからも、シンプルな感覚と運動を結びつける神経系、すなわちシナプスを有していることがわかります。シナプスによって本来は結びつくことがなかった細胞同士が神経を通じて結ばれます。この結合があるがゆえに身体は効果器でもあり、感

覚器でもあるわけです。私たち人間の反射運動は、紐解いてみればこのような下等な動物から神経システムを引き継ぎ、それを延伸してきたわけですが、こうした感覚 − 運動連関は動物の神経システムの基本形といえるでしょう。そして、この感覚 − 運動連関は有機的に環境と身体が相互作用するためのメカニズムの基本となります。

下等動物であっても何らかの刺激を身体に与えると、それに応じて身体を動かします。人間でいうと痛み刺激を加えることで手足を引っ込める動きもこれを引き継いだものです。しかし、人間はただ手足を引っ込めるわけではなく、それに認知的意味や感情を付与します。単に順応するのでなく、時には状況に応じて我慢することも覚えます。すなわち、認知的かつ意図的な振る舞いを環境に応じて学習していくわけです。痛みに対して手を引っ込めるという運動システムのみならず、その痛みに感情や認知的意味を付与し、そしてその時々の自己の内受容感覚や自己意識に基づく情報を加え、それらを修飾しつつ実に多様に意思決定します。たとえば、時におおげさに痛がったり、時に何事もなかったように平静を装ったりというように。こうした神経システムの可塑性は、細胞同士のやりとりが単に電気信号のみで連結されているわけでなく、多くの化学物質に

Synofzik M et al : I move, therefore I am: a new theoretical framework to investigate agency and ownership. Conscious Cogn. 17(2):411–424, 2008.

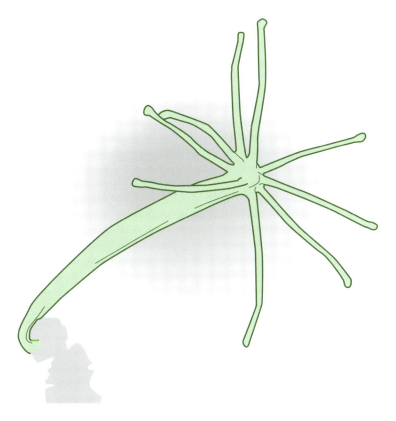

図1.1 ● **無脊椎動物であるヒドラ**

よって機能的に変調され、そしてそれが構造的変化まで引き起こすことで、人間の神経系は可塑的に変化していきます。脊椎動物ではそれが可能になり、哺乳類、とりわけ人間ではその変化が自己の経験によって著しく書き換えられていきます。

ヒドラの延長線上でしかなかった神経システムが、なぜこのような多様性を生み出してきたのでしょうか。ヒドラには脳のように発達した神経の集中がみられず、身体全体に均等に神経が配置されています。ヒドラでは筋線維と感覚細胞や刺激細胞がつながることで神経システムが形成され、それによって刺激や感覚に応答するようにできています。神経の集中がみられないことから、すべての神経細胞が、俗っぽくいうと「何でも屋」として機能します。また、高等動物でみられる樹状突起や軸索の区別がないように、機能が分化されていません。これに対して、それよりも高等な動物では機能が分化されていくことで、それらの間をつなぐ役割をもった細胞が必要になります。この役割を担うのが介在神経細胞であり、これによって多シナプスが形成されます。介在神経細胞はいわば調整役になるわけです。こうした多シナプス形成に基づき、単純な感覚−運動連関に対して、それを統合し調整する機能を追加してきたのが高等動物です。このような神経ネットワークが生まれることで、互いの間の情報は単なる伝達でなく、時空間的に変調を起こすことが可能になり、調整することができるようになりました。これにより、単なる環境に対する順応のみでなく、同じ刺激であっても、状況によっては意図的な振る舞いをその時々の意識経験によって変えるといった学習能力を生み出すことができるようになったわけです。つまり、複数の細胞が単なる機械的な情報伝達をしているのではなく、調整役の細胞群が間をとりもち、それによって、化学物質である神経伝達物質[1]の放出を変調させることで、行動を高次に変えさせるように仕向けるわけです。これにより、人間は動きに意味を与えることができるようになりました。たとえば、脊髄の介在神経細胞の一種は周期運動に関わるcentral pattern generator（図1.2）として作用します。この介在神経細胞は、上位の中脳や小脳、あるいは大脳からの出力によって興奮することがわかっています。その興奮によって介在神経細胞が興奮し、それとネットワークを結んでいる運動神経細胞が興奮することで身体の運動が起こります。この際、介在神経細胞は興奮の出力、あるいは抑制の出力を運動神経細胞に送ること

1…4ページ、コラム「神経伝達物質」参照

Column 神経伝達物質

　脳内のニューロンは他のニューロンと結合することで情報を伝達していきます。この結合をシナプスと呼びますが、シナプスには間隙があり、電気信号を受け渡すことができません。その際、電気信号を化学物質に変えてそれを放出することで情報が伝達されていきます。その化学物質に神経伝達物質があります。神経伝達物質は多種あります。アミノ酸神経伝達物質にはグルタミン酸（glutamate）、アスパラギン酸（aspartate）、グリシン（glycine）、γ-アミノ酪酸（gamma-aminobutyric acid：GABA）があり、前者の2種類が興奮性で後者の2種類が抑制性の神経伝達物質です。このうち、グルタミン酸は運動指令の際の神経伝導に関与し、GABAは運動調節に関わります。一方、モノアミン神経伝達物質には、ドーパミン（dopamine）、ノルエピネフリン（norepinephrine）、エピネフリン（epinephrine）、セロトニン（serotonin）の4種類があります。ノルエピネフリンを放出するニューロンをノルアドレナリン作動性、エピネフリンを放出するニューロンをアドレナリン作動性と呼び、ノルエピネフリンはノルアドレナリンとして認識されたりしています。これは集中力や積極性に関係するとともに、それによってストレスや不安にもつながることがあります。ドーパミンは行動の動機づけや運動発現に、セロトニンは感情をコントロールし、精神を安定させる働きがあります。また、神経同士を結びつけるだけでなく、神経と筋を結びつけて筋を収縮させる必要がありますが、この際、放出されるものにコリンの酢酸エステル化合物であるアセチルコリン（acetylcholine）があります。また、神経ペプチドにはエンドルフィン（endorphin）やサブスタンスP（substance P）があります。前者は痛みの抑制や幸福感、後者は痛みを促進させる働きがあります。また、近年発見されたものとして、可溶性ガス（一酸化窒素と一酸化炭素を含んだもの）があります。

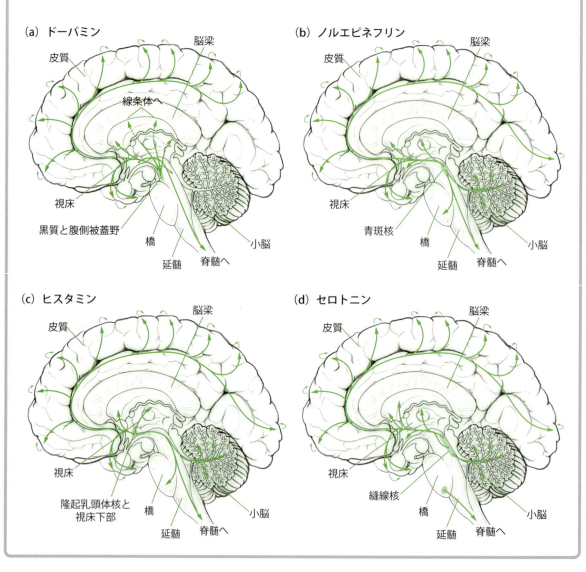

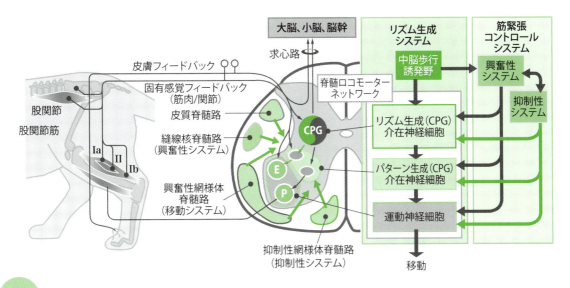

図1.2 ● central pattern generator
(Takakusaki K：Neurophysiology of gait: From the spinal cord to the frontal lobe. Mov Disord 28：1483-1491, 2013より)

で、それによって身体を動かす屈筋や伸筋が交互に働き、それを繰り返すことで周期運動が起こります。人間の歩行運動もその仕組みによって生まれるわけです。このように調整役の介在神経細胞がうまく機能することで交互運動が滑らかになります。一方、この介在神経細胞は求心性の感覚入力によっても興奮します。たとえば、身体に荷重が加わった時や股関節が伸展方向に伸張された時など、皮膚感覚や固有感覚の受容器が興奮し、その刺激が脊髄の介在神経細胞に入ってきます。この刺激によっても介在神経細胞は興奮します。したがって、上位中枢からの遠心性出力がなくても、たとえばその神経が切断されていても興奮する場合があるわけです。たとえば、運動に関わる皮質脊髄路を切断した猫でもベルトが動くことで股関節が伸展されることで歩行様の動きが出現するのも、このメカニズムを利用しています。

こうした神経システムは社会システムにも当てはまります。介在神経細胞を課長や部長級の役員とし、それよりも上位中枢を専務や常務、そして大脳は社長と見立て、筋骨格系（効果器ないしは受容器）を平社員とすれば、なんとなくイメージできると思います。会社役員や社長からトップダウンの情報（指令）を受けるとともに、部下からのボトムアップのフィードバック情報も受け取ります。このように中間管理職である課長や部長が促通にも抑制にもうまく実働部隊の部下に働きかけることで動きがスムーズになり、それによって適切な感覚フィードバックが再度中間管理職に入ってきます。一方、会社が不安定になり役員からの情報が入ってこなく

なっても、部下からの情報が絶えず入れば、とりあえず課長や部長は興奮し同時に部下に情報を受け渡します。一時期はこのシンプルな構造・機能でまかなえますが、状況が異なり、問題が発生すればこのようなステレオタイプな行動のみでは対応できません。したがって、このシステムを再組織化し、上位の役員を新たにつくらないといけないわけです。会社という組織の再編にあたっては、このように人間とその役職の新陳代謝をうまく行っていくことが必要とされています。あるいは、会社のような縦社会、神経システムでいえば階層性だけの問題ではなく、友人、あるいは同僚同士であっても、間に調整役的存在がいることでシステムがうまく回ることがしばしばあると思います。そのような並列性のカップリング（図1.3）も人間社会では重要になってくるわけです。

神経系を含んだ身体は社会構造そのものといえます。ヒドラはすべての細胞がある種同じ作用をすることでその神経システムを維持していますが、人間の神経系では、介在神経細胞を介することによって多シナプス（多くの連結）を構成することで機能分化が起こり、その役割はある種のグループとしての特徴を形成することで何かの機能に優れた（特化した）領域という局在性を生み出しました。会社でいえば部門みたいなものです。しかしながら、人間は進化のプロセスにおいて、その一つの局在のみで高次な意識や行動を生み出すようなシステムを選択しませんでした。神経系の中に多様化されたこうしたシステムの延長こそが人間がつくる社会システムそのものです。人間の行動の選択肢は、進化するにつ

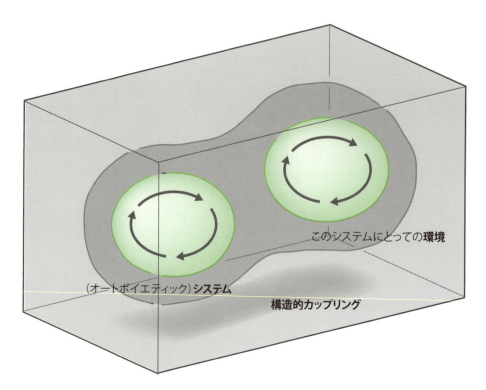

図1.3 ● **カップリングの概念図**

単純に表現すればカップリング (coupling) とは2つのものを組み合わせることです。水の化学式はH_2Oで表現されますが、それは水素と酸素の化合物であることを示しています。水素と酸素がカップリングすることで、水をつくりだします。何かと何かが融合することで、何かを生み出す、これをカップリング現象と呼びます。新しい薬品も化学物質の合成によってつくりだされます。

その一方で、人間の脳に目を向けると、1個1個のニューロンが他のニューロンと結びつくように自律的に振る舞っています。こうした自律的かつ有機的に振る舞う細胞をメタ細胞と呼んだりしますが、それらニューロン同士が結びつくことで、信号を強めたり弱めたりしていきます。こうした現象もカップリングに基づいているわけですが、これらが四方八方で同時多発的に起こり、つながっていくのが人間の脳の特徴でもあり、それが私たち人間をつくりだしているわけです。2つあるいはそれ以上のシステムによって構造的に結びつくこと(構造的カップリング)で人間は構成されています。

人間がつくられるためのこのようなカップリング現象は、人間社会もつくりだしています。たとえば、人間の個体同士は互いに自律し閉鎖しているにもかかわらず、相互に影響し合っていますし、社会システムと個人の心的システムも互いに閉じていても、相互に影響し合い、個人の心の中には勝手に言語が生まれてきます。たとえば、マス・メディアを観察している自分の心の中に勝手に言語がつくられ続けていくように。このように構造的カップリングが成立する時、同時に認知が発生します。言語を生み出す瞬間はカップリング現象に支えられているわけです。

動物界のコミュニケーションも社会的カップリングにおいて生じる行動調整そのものです。乳児の指さしという個体発生的な行動に対して、母親が指さされたものに対してコミュニケーション行動をとることで、その間に言語がつくりだされます。これは有機体としての個体発生的行動が生まれることによって起こる創発現象ともいえるでしょう。2つの個体のカップリングによって生まれる恋愛関係、生殖行動、そしてそれによって生み出される新生児、こうした一連の人間としての行動もカップリング現象によって起こっているわけです。

れて増進し、現代では職業や生き方の選択肢もどんどん増え、そしてそれに伴い、2つ以上のシステムが連動するカップリングが起こり、新しいコミュニティを形成していっています。その生まれたてのコミュニティや組織は、当初はそれぞれが同じ働きをするヒドラでみられた散在神経系的な「何でも屋」であったのが、拡充されてくることで役割が分化し、その役割同士をつなぐ調整役までも必要となり、そこに仕事が生まれていきます。こうした新しい仕事や役割が生まれることも創発現象[2]の一つです。ハブとなる職種や企業がそれにあたります。まさに神経システムの発達をみるように社会システム

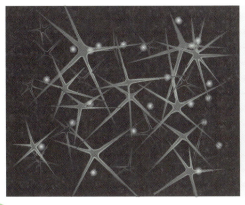
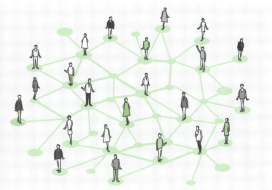

図1.4 ●ネットワークの概念図
脳機能にみられる特性（左）をコンピュータシミュレーションによって表現した個体間の数学モデル（右）。神経ネットワークと人間ネットワークは類似している。

も発達していくわけです。

その社会システムは、現代ではインターネットやSocial Networking Service（SNS）を通じて拡散しています。このネットワークの構成は、まさにニューラルネットワーク（図1.4）そのものであるともいえるでしょう。そして、こうしたネットワークは絶え間ないコミュニケーション行動によって維持され調整されていくわけです。

いずれにしても、私たち生物の中で生まれる行動的多様性こそが集団の中でのコミュニケーション行動であり、それによって並列的にも階層的にも集団が構成されていくわけです。そのネットワークはまさに人間の個体内に存在している神経系を含んだ身体システムのコピーといえるでしょう。

Column 創発

物質が要素に分解されるのは事実ですが、単に要素の集合体ではなく、複数の物質の相互作用に基づき機能が組織化され、要素の個別の振る舞いを凌駕するようなシステムとしての振る舞いが起こること、それを創発（emergence）と呼びます。アナログ時計を分解しても、それは単なる物質（たとえば短針や長針など）ですが、それらの物質が関係し合い相互作用することで時を刻み始めるという現象は、創発の一例としてよく用いられます。

この第1部で述べているように、人間の脳は1個1個のニューロンやグリア細胞などで構成されていますが、これら1個1個のニューロンは単なる物質にすぎません。これらが互いに電気信号や化学物質によってやりとりをすることで、記憶であったり感情であったりといった人間らしい機能や能力を創発していきます。

もっとマクロな視点に目を向けると、人間の身体と脳と環境が相互作用することで、状況に応じた認知を創発していきます。ニューロンや人間はともに局所的に相互作用をしつつ、ともに自律的な活動を行っています。自律したこうした動きの要素が多数集まることで、それらが結びつき、その総和によって質的に異なる高度で複雑な秩序やシステムが生まれます。これを創発現象と呼び、確率的な所与の条件からの予測や意図、計画を超えた不確実的な構造変化や創造が誘発されるという意味で、創発現象という言葉はよく用いられています。人工知能（artificial intelligence：AI）に基づく学習やシミュレーションを導くニューラルネットワークにもこの現象は利用されています。

人間同士のコミュニケーションや組織にも創発現象は利用されています。たとえば配置転換や部署の変更です。システムが停滞してしまう問題を避けるように、マネジャーたちは、組織を構成する社員の配置換えを行うことによって、新しい関係性の構築を生み出し、それにより創発現象を誘発できるように意図的に組織改編を仕組むことがあります。これは環境が変わることによって、人間同士の身体と脳が新たなコミュニケーションを行うことで、新たな事象を想像したり創造したりするプロセスです。このように、社会は個人が単独で存在するのではないため、個人間で新たな、かつ適切なコミュニケーションを行うことによって、個人の能力を組み合わせ、そして個人の能力を超えた創造的な成果を生み出すことができると考えられています。このような一連のプロセスを引き出す現象を創発と呼びます。予測を超えたイノベーションや芸術は人間が生み出した至宝ですが、それを生み出した現象が創発ということになります。

2 超個体としての コミュニケーション 行動

　社会を形成するのは何も人間だけではありません。昆虫であっても社会を形成していることは自明です。たとえば、アリの集団に社会が存在していることは有名ですが、産卵を行うためにだけ存在している女王アリと、不妊のメスとして存在しながら巣の防衛、幼虫の育児、あるいは食糧の調達など行うアリ、そしてオスというように役割が分かれています。その社会にはある種の階層性を見出すことができ、共通の巣・コロニーをもちながら共同で生活しています。いわゆる全員が家族といえるでしょう。このように多数の個体から形成され、一つの個体であるかのように振る舞う生物集団を超個体（super organism）と呼びます。

　アリの集団は、こうした社会性を維持するために、共同で子（幼虫）の保護を行い、そのために彼らなりのコミュニケーション行動をとります。ランダムで動いていたアリは、食糧を見つけるとフェロモンの痕跡をつけながら巣に戻ります。すると他のアリがその経路を見つけてそれを同じようにたどり、新たな食糧を見つけるとその経路を自らのフェロモンで補強していきます。その結果として、ある経路がとりわけ強化され、その経路を同じ巣をもつアリたちが行き来するようになります。よく見るアリの行進です。何度も協力して強化し、最適化した経路をアリ同士で築いていくわけです。この際、仲間を見分ける方法として互いに分泌液を交換する栄養交換という儀式があります（図1.5）。こうした儀式は互いの行動を調整する役割でもあり、まさに相互に引き起こされた触覚的なコミュニケーション行動といえるでしょう。このような行動を通じて集団的な意思決定が起こるわけです。これらのことからもコミュニケーション行動は人間だけがもつものではなく、からだをもち、それを使って動く動物全般に存在しているものといえるでしょう。こうした集団が構成されるゆえんは、捕食リスクや餓死リスクを抑えるためと考えられています。全員が常に外敵に警戒するように動けば、食糧調達や生産性が下がっていきます。リスクに対処するために役割を分化させ、作業を異ならせるといった社会的分業を生み出したわけです。

　このような社会構成はむろん哺乳類でもみられます。哺乳類はおおよそ共同生活をします。その様相が昆虫と決定的に異なるのは、昆虫では形・大きさが恒久的に異なることで階層性ができるのに対して、哺乳類では形・大きさによってその序列が恒久的に決まるわけでなく、行動・振る舞い・態度などで役割分担が起こり、それによって階層性が構築され、それはその時々で変化していきます。ゆえに、

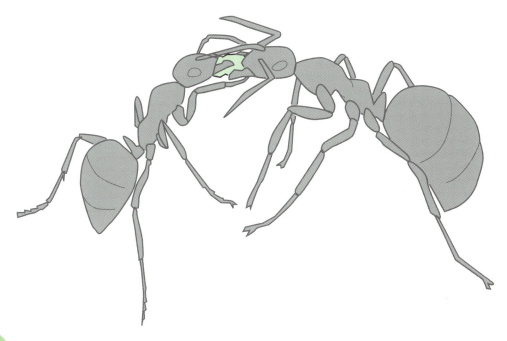

図1.5 ● アリの栄養交換
左のアリが右のアリの頭部を前脚で触れて吐き戻しを促している。

時に争いごとが生まれたりするわけです。また、先ほどのアリの社会はすべてが兄弟姉妹であるのに対して、哺乳類の集団は血縁関係に限ったわけではありません。そして、昆虫のようにからだの違いで役割が決まるのではなく、行動から役割がつくられていきます。それは集団の中に属しているからこそ生まれる行動でもあり、こうした行動の多様性や役割の多様性が「個性」を生み出す結果となるわけです。たとえば、群れを大移動させながら食物を探す野生動物では、指導的な態度をとる一頭のオスが群れをひっぱり、それに伴うようにメスや子どもが従いながら移動していきます。さらには、複数のオスが見回りを任され、群れが安全に移動できているか、そして外敵の接近はないかと四方を見渡すような行動をとります。この際、互いに触覚的コミュニケーションのみならず、視覚的・聴覚的なコミュニケーション行動をとります。こうしたコミュニケーションは互いの行動を調整するために使われるわけですが、大きな獲物を狩りする際にも、フォーメーションを築きながら、そして行動を互いに調整しながら目標を達成できるように共同で動いていきます。こうした動きそのものがコミュニケーションであり、コミュニケーションは自己の行動、そして他者の行動を調整するために用いられているわけです。したがって、ただ情報を送り手側から受け手側に伝達して終わるのではなく、受け手側がどのように行動を調整するか、そしてその行動を観察しつつ、さらに自己の行動を変えていくプロセス全体のことをコミュニケーションと呼ぶわけです。要するに、哺乳類のコミュニケーション行動は司令的ではなく、自然発生的に起こります。たとえば、個体の性別、年齢、気質、行動力を勘案して群れの配置が決まっていきます。つまり、昆虫のように恒久的な役割が与えられているのとは異なり、その群れの中の個性に基づき役割が現象として生まれていくのです。したがって、群れの形成は自己組織化[3]するシステムとしての表現形といえます。そして個々の動きは他の個体の動きに影響を受けながら、あるいは与えながら、動的な安定性を保っていますが、時に逸脱する行動を起こす個体が現れるとそこに誤差が発生します。その際、そのシステム、つまり集団におけるつながりを維持するためにコミュニケーションをとって誤差を修正するように働きかけるよう調整するわけです。これは集団における文脈の維持でもありつつ、自己の文脈の維持でもあり、そのコミュニケーション行動は利他的であり、同時に自己の維持のためという意味で利己的ともいえるでしょう。この行動こそ集団の中で生きていくための社会的行動ということができます。そしてその行動は群れの中で伝承され、親から子に伝えられるといった「教育と学習」のシステムを生むことになります。同じ行動を真似るといった模倣もコミュニケーショ

3…10ページ、コラム「自己組織化」参照

Column 自己組織化

　自己組織化（self-organization）とは、生物・無生物を問わず幅広く自然現象や社会現象でみられます。雪の結晶構造や心臓の鼓動などは自己組織化の結果といわれています。自然と群れが形成されるのも社会現象としての自己組織化ですし、ニューロン同士が自然的につながり組織化していくのも自然現象としての自己組織化です。要するに個々に存在していたものが秩序だった構造へとシフトし、協同現象を引き起こしていくわけです。高速道路の坂道やトンネルなどを契機に渋滞（車の流れ）が起こってしまうのも自己組織化の物理原理が働くことによって起こります。シンクロナイズドフローとも呼ばれたりしています。時間的同期ではコンサートホールでの自然と同期する拍手なども引き込み同調現象と呼ばれ、複数のリズムが同調する現象も意識して生まれるわけではなく自然にそれが生まれることから自己組織化として説明されています。脳波形で示される振動幅が遠隔地であっても同調しているのはコヒーレンスと呼ばれたりしますが、そうした時間振動における位相がそろうのも自己組織化によるものです。非生物であるメトロノームが同期する現象（下図）は有名ですが、もともとは無秩序だった動き、そしてそれには位相差があったのが、徐々に収束されて同じリズムで動き始めるわけです。こうした自己組織化モデルは、学習メカニズムの中では「教師なし学習」として知られています。コミュニケーション言語を習得するのに、特に教え込まれなくても、人間が人間に引き込まれ、ただ言葉に暴露されるだけで自然に言語を習得し、自発的に単語の意味や使い方を分類することができます。こうした学習には大脳皮質が関わりますが、この大脳皮質は関連あるものを自己内でつないで整理していく働きがあり、意識せずともそれを勝手にやってのけることから、「教師なし学習」と呼ばれています。環境における刺激をパターンから分析し、そしてそれをこれまで格納していたあるパターンの集合体に含むことができるかを分析し、含むことができればその集合体が拡大し、含むことができなければ別のカテゴリーとしてパターン化を始めていきます。こうした概念学習に自己組織化は関わっています。他方、人間社会における集団構築もある種このような自己組織化によって起こり、現代社会ではSNSの代表格であるfacebook上で自然と集団が形成されていくのも、環境における刺激（多くの場合は言葉）の類似性から起こっていきます。

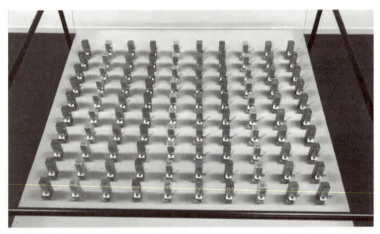

（池口徹 https://www.youtube.com/watch?v=suxu1bmPm2g）

ン行動そのものです。一方で、弾圧や処罰といった行動も集団の維持のために必要な行動です。倫理観や秩序といったことに対する意識とは、人間のこうした行動によって生まれてきたものであると考えられます。

　一方、人間は自ら意図的に群れから離れるといった行動をとることがあります。サルでも似たように群れを去る場合がありますが、これはある種縄張り争いに敗れることで致し方なく去るという行動がほとんどです。もちろん、人間社会における個体間であってもそれはあります。たとえば、人間の場合には行動だけでなく思考の不理解も含まれ、理解し合えないと思うことで集団を離れるといった行動を起こすことがしばしばあります。他方、これに加えて、人間の場合は自らの意思によって新たなコミュニティを形成するといった肯定的な目的をもって離れることもあります。すなわち、自己の報酬価値を意識することで、所属している集団よりも個人的な報酬価値に基づいて意思決定する場合があるわけです。行動の多様性のみならず、思考の多様性をもつ人間だからこそ生まれる現象です。人間の祖先はアフリカ大陸で生まれたミトコンドリア・イブといわれていますが、そこに定住せず移動する者・集団が出てきました（図1.6）。もちろん狭い範囲で移動しつつも基本的にはその場に留まって定住する者・集団も存在しています。移動するということはもっと

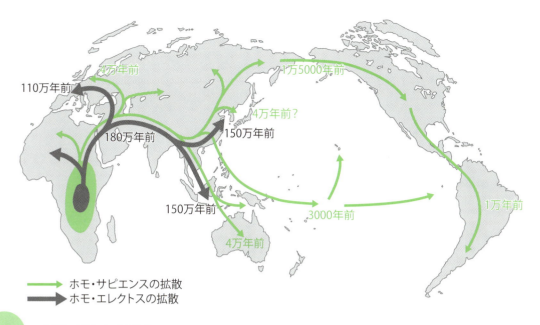

図1.6 ● 人類の進化と大移動
アフリカ単一起源説に基づく人類の拡散図。猿人（アウストラロピテクス）はアフリカを出ませんでしたが、ジャワ原人、北京原人の祖先のホモエレクトス、そして現代人の祖先は大移動を図りました。

良い環境を求めるという欲求をもつ、たとえば、不確実でありながらも、水や食料がもっと手に入りやすい場所へ移動しようとする試みで、それは必ずしもすべての個体にとって一般的なことではなく、いろいろな意味で今の境遇に満足せずより良いものを求めようとする志向性を共有する集団によって起こってきます。この際、先に示した行動の多様化のみならず、思考の多様化を生み出すのが人間の脳です。脳の発達、とりわけ言語の発達があったからこそ、こうした不確実なものに対する試みが生まれたといえます。加えて、人間の脳は優越感の錯覚という能力をつくりました。すなわち、「自分は優れている」「自分の身に悪いことは起こらない」「自分の人生は自分自身で何とでもコントロールできる」といった人間がもつ、たいして根拠のない優越感の錯覚です。こうした錯覚がある種の自由意志を促進させ、その意志的行動に同調する者同士が仲間となって移動し、新たなコミュニティを形成していき、最終的には地球上の大陸や島のあらゆるところで人間は住むようになり、現代ではその自由意志は移動ではなく職業の多様性を生み出し、組織でいえば合併や分裂を繰り返すことで絶えず可塑的な組織化を行っています。このようにして生み出された職業はコミュニケーション行動の一つである模倣を通じて急速に広がっていくわけです。その模倣の連鎖は空間だけでなく時間的にも連続し、何世代にもわたって継承されていきます。一つの賢い、あるいは好奇心をもった個体が生み出したある種の行動が、その集団を幸福に導くのであれば、その行動様式は容易に他の個体に受け入れられて模倣され、拡大かつ伝承されていきます。現代の流行語が生まれるのも、そうしたメカニズムの作動に由来しています。これがコミュニケーション行動のダイナミクスであり、いわゆる社会環境における文化的行動となり、その行動は時代を超えて引き継がれることになります。つまり、同じ時空間を共有する個体間のカップリングのみならず、模倣の連続を通じて世代間といった時間を超えた個体間のカップリングを生み出す結果となりました。今やインターネットという媒介物を介して、いとも簡単に空間を超えたオンラインに基づいた模倣行動が起こるようになりました。facebook、twitter、Instagramでのつながりは、まさしくその一例ということができるでしょう。

3 社会的行動と脳の進化の関係

　ヒトを含む霊長類の脳の進化、とりわけ大脳皮質の進化は、その種の身体の大きさや行動範囲、さらには何を食べているかといった生態学的な要因ではなく、その種がどれくらい大きな群れの中で生活しているかという社会的な要因ともっとも強く関連しています（図1.7）。つまり、大きな群れで生活する種ほど、大きな大脳皮質をもっているわけです。これをダンバー理論と呼びます。大脳皮質は人間の脳の中でもっとも進化した場所で、人間の知性かつ理性ある行動の決定権をもっています。霊長類の中でも人間は大脳皮質の容積を拡大してきました。人間の大脳皮質の大きさから考えてそのコミュニティの大きさが推定されていますが、おおよそ150人の集団が推定されています。これはある集落の大きさとして考えられており、たとえば村長といったリーダーが目を配ることができる人数として考えられています。

　このような観点から、この関係を報告した進化生物学者のロビン・ダンバーは、霊長類の大脳皮質は、集団生活、社会的環境に適応するために進化していくと説明し、社会脳仮説を発表しました。先に述べた昆虫の集団は単なる群れにすぎず、その群れへの出入りは簡単なわけですが、霊長類ではその集団への参加や離脱がそう簡単ではありません。いわ

ゆる「しきたり」「ルール」、そして「きずな」が集団の中にはあります。さらには、霊長類は「自分の集団について知っている」といったメタ意識[4]が共通に存在しています。単に誰かに従うだけでなく、霊長類の集団の中には巧妙な社会的戦略が存在しており、大きな集団内での生活での行動では、互恵的利他主義、駆け引き、協力関係の構築が必要になります。その際、相手の心を読み取るといった共感能力や心の理論（theory of mind）[5]の発達が必要になります。心の理論は人間を人間たらしめるもっとも重要な能力といっても過言ではありません。相手の心を読むといったものだけでなく、相手および自分のその後に起こる行動をシミュレーションすることも心の理論には内在しています。文学作品が生まれるのも、科学研究が実践されるのも、そして戦時中に積極的に意図して行われたプロパガンダ[6]も相手の心を理解しようとする、あるいは操作しようとする意識から生まれるものです。さまざまなところで発信される情報やメディアは、他者の行動を変容させることを意図してつくられています。

4…14ページ、コラム「メタ意識とメタ認知」参照
5…14ページ、コラム「心の理論とメンタライジング」参照
6…15ページ、コラム「プロパガンダ」参照

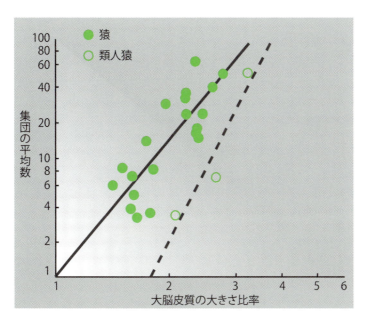

図1.7 ● 大脳皮質と集団の大きさとの関係
(Dunbar RI, Shultz S：Evolution in the social brain. Science 317(5843)：1344-1347, 2007より)

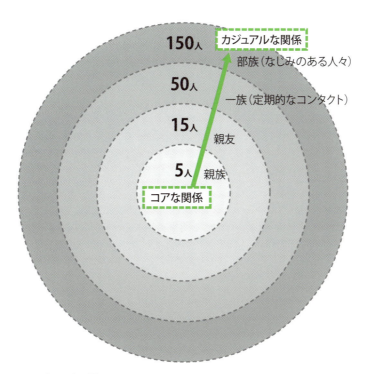

図1.8 ● 親密度からみたダンバー数
(Dunbar R「友人の数は何人？ーダンバー数とつながりの進化心理学」(藤井留美・訳). インターシフト，2011に基づき作成した)

　さて、前述したように、ダンバーの理論に従うと人間のコミュニティは150人（ダンバー数）になりますが、これは全員の顔が見えるといった中身のあるコミュニケーションが図れる最大の人数になります。つまり複雑な関係を維持できる上限をさしています。これについては、現代社会のビジネスの関係性でも150人を超えてしまうと、その効力が失われるとまでいわれています。このうち特に親密性が高い知人は5人になり、その関係に10人を足した人数あたりがシンパシーグループといわれる親密な関係性を構築できる人数と考えられています（図1.8）。現代社会においてはちょうど団体競技の人数になります。

　さて、人間らしさの象徴の一つとして二足歩行があげられますが、なぜ人間は二足歩行といったバランスの不安定な移動手段を用いてきたのでしょう

Column メタ意識とメタ認知

　メタ意識とは自己意識を第三者的・客観的に捉え、それを意識することであり、それに基づき、自らが自らを評価し、自らの行動を制御したり、認知を変えたりすることに役立てています。メタ認知という言葉がありますが、ほぼ同じ意味として普段用いられています。文字どおり、「認知を認知する」（cognition about cognition）ことを示します。

　これらは学習場面や問題解決場面に役立っています。何かの課題に取り組む時には計画をたてたりしますが、その際、自分の置かれている現状や能力を俯瞰し、達観し、それに基づいて計画したり手続きを考えたりします。こうしたセルフモニタリングの際、メタ的に自分を意識したり、自分あるいはその周りの環境を内的かつ三人称的に認知する、このような活動をメタ認知的活動と呼び、そこから得られた知識をメタ認知的知識と呼んだり、記憶であれば、メタ記憶と呼んだりします。たとえば、事故を起こしてしまったり、感情的に怒りをぶちまけてしまった後、その問題を解決するために自己を自分自身によって内省する際も、メタ意識・認知が活用されます。

　こうしたメタ能力は人間における学習の成功を左右すると考えられています。定期試験や入学試験、営業の成績を上げるためには？、あるいは効率的に学習するためには？と、自律的に意識することで、それまで用いてきたストラテジーを変更することもしばしばあります。このような手続きによって、目標を変えたり、修正したりするプロセスとしても大いにメタ意識・認知が利用されています。このように自己の意思決定にメタ能力は強い関連をもちます。自分自身の意識や注意に目を向け、それに対して思考活動を続けるといったメタ能力は、まさに刻々と変化する環境・状況において優れた意思決定を下すために必要な能力なのです。人間の脳では主に前頭前野がこの機能に関与しており、なかでも腹内側前頭前野の機能がそれを生み出すと考えられています。この領域はメタ能力を支えると同時に、自己を内省し、自己の行動を抑制するといった人格形成に強く関与しています。ゆえに、メタ能力をもち得た者は人格者であるともいえます。

Column 心の理論とメンタライジング

　心の理論（theory of mind：ToM）とは他者の心を類推し、それを理解する能力のことをさします。同義語にメンタライジングがあります。同じように、他者の心的状態を見出したり推論したりすることをさします。

　1978年のデビット・プレマックらの学術論文「Does the chimpanzee have a theory of mind?」ではじめて「心の理論」という言葉が使用されました。他人の心は完璧に読み取れませんが、表情やしぐさ、意図、行動、文脈などを勘案しながら、人間は他者の心を読み取ろうとします。コミュニケーションにとって、他者の心の類推とその理解は大切であることは間違いありません。他者の心に共感する、他者の心を類推する、そして他者の行動を予測する、これらがセットとなることで、コミュニケーションが円滑に進んでいきます。共感することができても、その心を理解したことにはなりません。理解するためには、なぜ、その者はそのような感情状態にあるのか、その背景因子を洞察することが必要になります。すなわち、感情的な共感能力だけでなく、認知的な共感能力が必要であるとともに、自分はどのように振る舞い、どのように声をかけるべきかなどといったシミュレーション能力も併せて必要になります。いじめられている友人が悲しんでいれば、その友人の心に対して共感し、悲しんでいると類推するだけでなく、それが継続された後、その友人はどのような行動をとってしまうのであろうか、と後の行動を予測することで、その間に割って入るといった調整行動、すなわち、コミュニケーションをとることができるわけです。

　こうした心の理論はおおよそ5〜6歳頃に素地がつくられるといわれています。これにより自己中心性からの脱却、他者との信念の違いへの気づき、嘘をつく、などが起こってきます。自閉症スペクトラム症候群の子どもたちの中には、心の理論の働きが減弱化されている者が認められており、それにより適切な社会的なコミュニケーションがとれないことが指摘されています。これはバロン＝コーエンという発達心理学者の説です。その代表的な検査がサリーとアンの課題（60ページの図2.23を参照）であり、自閉症スペクトラム症候群の子どもたちは、適応年齢において、この課題を通過することが難しいといわれています。しかしながら、これも自閉症の問題の一部を説明するのにすぎません。

　その一方で、心を読みすぎるきらいがあると、うつ症状を招いたり、常に他人の目を気にしすぎてしまい、自己の行動を過度に抑制してしまう問題も指摘されています。このような人たちを定型発達症候群として表現することがあります。

か。その理由は種々ありますが、社会的能力の高さと二足歩行には関連があるのではないかと考えられています。手を自由にして道具を開発し、それを操作することも人間らしさの象徴ですが、移動する際、何らかの道具を協力しながら手を用いて運搬することが必要であったため、二足歩行をとったので

はないかという見解もあります。狩猟あるいは採取した食糧を、道具を用いて協力しながら運搬する、それは「誰のためか」と問われると自分のためだけでなく、そこに一緒に住んでいる「集団（他者）のため」という理由があがります。食糧を協力し分配するといった社会性の意識が二足歩行による移動を

推し進めたという推論です。ここには食糧を分かち合うといった密接に結びついた集団の存在があったに違いありません。また、食糧を備蓄するという意識の芽生えもあったと想定されます。蓄えるという考えは未来志向的な時制の意識の進化の賜物といえるでしょう。

はるか昔の私たちの祖先から、一貫して人間は亡くなった方を埋葬（現在では火葬が中心）する習慣があります。埋葬は同時に儀式といった文化を生み出し、それは人間しかもち得ない宗教といった高次機能をつくりました。このような行動からも互いに敬うという意識や、死してなおそのものに対する愛情が存在したことが想定されます。加えて、時制の観点から死を恐れるという感情があったのではないかと考えられています。つまりはるか昔の祖先から、人間は死という概念をもち得ていたことになります。概念は言語から生まれます。人間と他の動物との違いは言語を使って将来を考えることができることです。1、2、3という数字という概念を人間が幼い時に獲得することによって、数字の連続性から永続性を理解し、自分が存在しない明日を意識することができます。未来における自己の存在の消滅を恐れとしての感情として結びつけることが人間にはできるわけですが、死んだ後もその存在を残そうとして生まれた文化がいわゆる壁画です。たとえば壁画の中には意図的に手に塗料を吹きかけてそれを手形として残したものがあります（アルゼンチンのラス・マノス洞窟）。また、壁画の多くには動物が描かれています。このように絵として描くことは抽象的な概念の形成がすでにできていたことを表す決定的な証拠にもなります。オーストラリアの先住民であるアボリジニが住まいとした岩山の壁には、彼らの精神世界の中核である世界観を表現したものがあります（図1.9）。これは、アボリジニと精霊とのコミュニケーションの回路を意味し、こうした表現（ドリーミングと呼ばれている）を通じてメッセージを送るといった世界観を、次世代に伝えるために壁に描いたものであり、今日では樹皮画や絵画などのアボリジニ芸術の源泉の一つとして認識されています。一方で、世界各地には記録や通信を目的とした落書きのようなものも壁画として発見されており、記憶を操る、すなわち未来への意識、すなわち時制があったことが垣間見られます。加えて、自己あるいは他者の生前の姿を残すといった尊敬の意識もここにはみ

Column プロパガンダ

情報社会といわれる現代。たとえば、私自身の思想は私自身によってつくられたものでしょうか。人それぞれに思想があります。たとえば、「右より」「左より」「リベラル」という表現もその思想に当てはまります。その思想はおそらくさまざまな情報に暴露されることで、それに共感し、そしてそれを信じることによって生まれてきたものでしょう。メディア、ネット上の宣伝、広告、そして政治・宗教活動はいわゆるプロパガンダにあふれています。戦時中、どこの国でも大衆を支配（意見を統一）するためにメディアをコントロールし、情報統制を行うことで大規模なプロパガンダを行ったことは周知のとおりです。旧ソビエト連邦のスターリン体制や、ナチス・ドイツの情報統制はそれに相当しますし、現代社会でも一部の共産主義国家ではそれがされています。つまり、宣伝であっても、特定の考えを押しつけるための宣伝がプロパガンダに相当するわけです。政治は民衆の声によってつくられることから、その支持を得るためにある種のプロパガンダは欠かせないわけです。また心理的な錯覚を起こす目的で「〜政策」と打ち出すことで、大衆心理を変化させ行動変容させることもしばしばあります。時にそれは購買欲を増加させる手段として用いられています。それには情報を提供し続けるといったプロセスが含まれ、その情報源であるメディアや新聞、現代ではインターネットなどの媒体によって、どのように言葉を用い、それを表現するかによって、人々の心理に影響を与えます。つまり、言葉をもち得た人間だからこそ生まれた現象といえるでしょう。プロパガンダは教育活動にも大いに影響します。たとえば、敵国を想定し、その国の人間の間違いや愚かな行動のみをピックアップし、そのような行動を起こす国は悪い国だ、だから攻撃してもよいといった意識の植えつけも広義のプロパガンダに相当します。また、最近のSNSでは多いのですが、虚偽ではないものの、ある部分だけを切り取ってその効果を誇張するような広告をよく目にし、それを自然と信じてしまうのもプロパガンダによる洗脳といえるでしょう。人間の脳には、たびたびその情報を目にし、それを自らが能動的に見たり聞いたりすると、それを信じてしまう特性があります。特定の価値観や思想が生まれ、それが集団化されていく現象は先に述べた自己組織化現象といえますが、その背景の一部にこうしたプロパガンダがあるわけです。

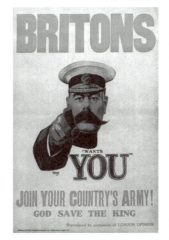

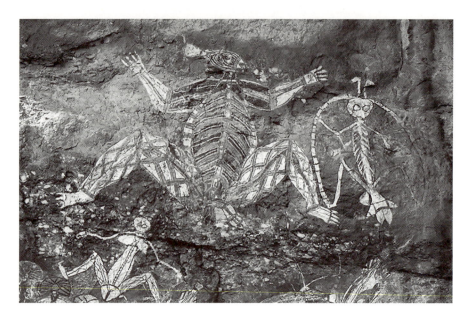

図1.9 ● アボリジニが描いた壁画

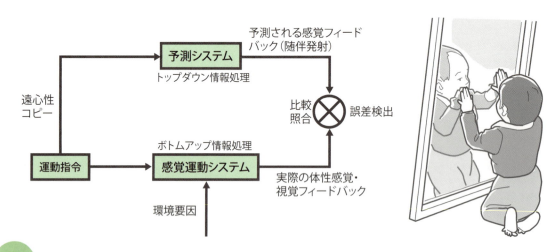

図1.10 ● 自他の区別に働くコンパレータモデル
鏡の中の自分が自分自身であることを検証するために、私たちは意図をもって運動の指令を出します。その際、どのような感覚が入ってくるかを予測しますが、予測どおり実際のフィードバックが返ってくると自分と判定（誤差検出）し、そうでない場合は自己がゆらぎ、他者へ帰属させたりします。

ることができます。

　他者を描き残すという行動は他者を敬うといった意識の表れでもありますが、その基盤には自己と他者を区別するといった認知能力が必要になります。他者について理解するということは同時に自己についても知っていることになります。鏡の中に見える私の身体は私自身であるといった自己認知は、おおよそ1歳半頃に獲得するといわれています。その際、鏡の中の自分が自分自身であるとなぜ思うのでしょうか。鏡の中の自分が自分自身である確証を得るために、私たちは動くことを選択します。つまり、自分が身体を動かそうと思って動かした結果、目の前に見える視覚上の身体がそれに同期して動けば、それが自分自身であると認知できます。意図と結果、あるいは視覚とからだの感覚（体性感覚）の時間的かつ空間的同期が起これば、それが自分であると認知できます。一方、自分が動こうと意図を発現し、実際に動いたとしても、他者の身体はそれと同期して動きません。つまり意図と結果が一致しないわけです。このようなモデルを基盤として自己と他者の違いを認知することができるわけです（図1.10）。

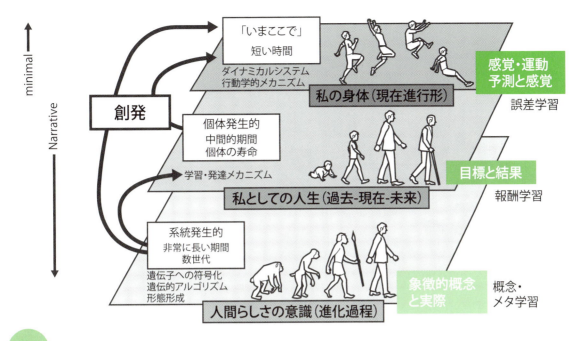

図1.11 私らしさをつくる時間スケールと創発現象
(Pfeifer R, Bongard J (細田 耕, 石黒章夫 訳):知能の原理 - 身体性に基づく構成論的アプローチ. 共立出版, 2010, 一部追加・改変)

　子どもは1歳半で鏡の中の自分が自分自身であることを認知できるといわれていますが、数秒遅れのビデオ映像に対しては認知できないことも示されています。おおよそ4歳頃には数秒遅れてもそれが自分自身であることを理解できるようになりますが、この理解のために重要な機能が記憶です。過去の自分と現在の自分を結びつける能力を身につけることによって数秒遅れの映像が自分であると認知できるわけです。こうした記憶を利用した時制の獲得は、人間にとって反省的思考をつくりだすことになります。反省的思考とはジョン・デューイが提唱した概念ですが、「ある問題を意識し、それを解決していく一連の思考のこと」と今日では定義されています。つまり、この反省的思考は、自分がとった行動や思ったこと、あるいは考え方が良いか悪いかを吟味、あるいは批判を行うことで、次はどのような行動をとれば良いかを考える手続きのことですが、この思考のためには時制の獲得が必要であることはいうまでもありません。そしてこの時間軸をつなぐものが言語になります。言語は反省的思考のために必要なものですし、この思考を身につけることでメタ意識を生み出すことができます。なお、メタ意識とは、先に示したように、自分自身を客体化し、自分を自分が意識して見つめることをさします。自分自身をさし示す表現として、minimal self（基礎的な自己）とnarrative self（物語的な自己）があります。前者は今ここにある「私」、後者は過去から未来へとつなぐ「私」を意味します。minimal selfは、今ここにある私の身体は私自身のものであり、私自身の意図によってその身体は自由自在に動くことができるといった身体認知の意味あいが強いのですが、narrative selfは記憶を介在させることによる「私」という来歴をさし、時間軸に伴う「私らしさ」という概念・信念・メタ意識を包含していることから、反省的思考を生み出すための自己意識として認識されています（図1.11）。

　私たち人間と共通の祖先をもつチンパンジーも鏡の中の自分が自分自身であることを理解できます。また、他者をあざむく行動をとることもできます。そして、コミュニティの中で毛づくろいをはじめとして、積極的なコミュニケーション行動をとっていますが、その中心的なコミュニケーションは、言語および音声ではなく身振りによるものです。チンパンジーは身振りで200種類の名詞・動詞・形容詞の理解ができるようですが、人間のように言語を操ることはできません。身振りは夜にはまったく無力になります。言語をもち得ていない動物の暗闇でのコミュニケーションは、もっぱら毛づくろいとセックスぐらいになりますが、人間は視覚や触覚を使わないコミュニケーション手段である言語的行動を用いて、昼夜を問わず語り合ったり、質問し合ったりできるのです。

4 文化的営みと言語の兆し

　アリはフェロモンによる嗅覚的コミュニケーション、あるいは触覚的コミュニケーションによってその集団を維持すると前述しました。一方で、音を介して聴覚的なコミュニケーションを図る代表的な動物が鳥です。たいていの鳥は飛ぶことができますが、その能力によって移動範囲はかなり広くなります。広い空間では嗅覚や触覚はコミュニケーション手段としてとても使いづらいですし、暗闇では視覚はまったく使えません。大きな空間の中での音という要素はコミュニケーション手段として使いやすいわけです。鳥はつがいで生活することが有名ですが、多くの鳥が一夫一妻制です。それらが互いの行動を調整するために用いるコミュニケーション手段が歌です。一方が奏でるメロディに対して、他方がそれに応じたフレームで追従し、音声的な調整行動をとります。これはもちろん複合体によるカップリング現象ですが、それを可能にさせるのが模倣行動です。こうした模倣行動は動物のコミュニケーションの基本であるとともに、時空を超えた学習にも利用されていきます。子どもたちは真似によって言葉を覚えていくわけですし。

　鳥にしろ、哺乳類にしろ、そのほとんどが子育てをします。「発達」とはコミュニケーションをとる動物というものが成立していくプロセスでもありま

す。育てるという行動はコミュニケーションそのものですが、人間はとかく子育てに時間がかかります。すぐさま自立した生活ができないように仕組まれているわけです。成長が遅いのにもかかわらず、種を保存しないといけないために、人間は子どもを産める周期を他の霊長類に比べ早めました。このシステムによって、父親が子育てに参加しなければならないだけでなく、その援助は世代や家族を超えて行わなければなりません。これが人間のコミュニティ形成の本質的な姿です。つまり、子どもは母親以外からも援助を受けなければ成長できないように仕組まれているわけです。現に、祖父や祖母という概念が存在しているのも人間社会だけです。そして、母親以外にも愛されるために乳児は「微笑む」ことをコミュニケーション行動として築いてきました（図1.12）。微笑みは多数の仲間をつなぎとめるコミュニケーション行動でもあるわけです。また、乳児は泣くことで親の行動を制御することもできます。乳児の泣き方は、しくしく泣くというのではなく、この世の終わりかといわんばかりにエネルギッシュに泣きわめきます。それを見聞きすると、母親や大人はいてもたってもいられなくなり、子どもに対して何かをせずにはいられない衝動が起こります。こうした泣きわめくという行動が出現するの

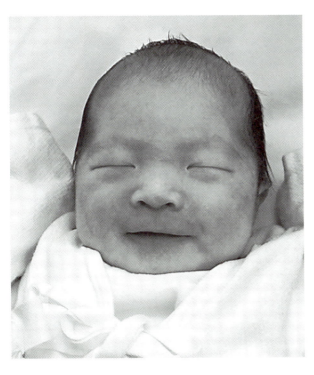

図1.12 ● 新生児微笑

も、生まれてすぐさま母親にしがみつくといった行動をとることができないといったように、発達を遅らせる戦略をとったために生み出した戦術として考えられています。いずれにしても、先に生まれた者が後に続く者をかまってあげるといった意識から生まれたのが教育という文化なのですが、これはそもそも他人の子どもであっても集団で育てるといった、人間に埋め込まれた志向性を伝承し続けてきたものです。現代社会では教育は職業としても存在しています。要するに人間はおせっかいをやくことがうれしいようです。

　そもそも人間は肉食動物が食い散らかした獲物の残骸や、その死骸の骨髄を食糧としていました。一気に満腹が得られないため、常に食物を探し続けていたわけです。人間は後に肉食動物を捕獲しようと試み始めますが、その狩りのためには、大きな獲物であればあるほど協力して狩猟しなければならないために、集団を大きくする必要がありました。集団を大きくして肉食動物に対応するため、多数の仲間をつなぎとめるためのコミュニケーション行動を互いにとったわけです。コミュニケーションは集団をつながらせ、くっつける役割をもちます。とりわけこうしたコミュニケーション行動は、古くから危険の察知に加え、食糧の調達といったいずれも自己の快感を満たすために用いられてきました。結果として人間は、肉食となることでエネルギーをある程度蓄えることに成功し、食物探索に時間を費やす他の動物に比べ、食事の時間を減らすことができるようになりました。この時間の短縮によって、時間を他の行動に使うことができ始め、これが道具の開発・使用、火の使用、食物生産の展開へと進化してきました。睡眠以外の時間は子育てと採食に費やされる他の多くの動物に比べ、人間は集団の中で別のコミュニケーション行動をとる時間が増えてきたわけです。このような形で人間には時間が与えられたことで、思考を自ら脳内で記述することができるようになりました。その記述を用いて、人間は現実にはないものも想像したりもできます。思考することは時間を超越しながら考えることでもあり、今ここだけでなく、昨日や明日といった過去と未来をつなぐといった時空を超えた自己意識を構築することに貢献しました。これを超越性と呼び、人間は思考する時間を設けたことで、超越性を生み出すことが可能になったわけです。こうした時制の操作や想像にとってかけがえのない機能が言語になります。人間以外の動物の言語理解はあくまでも互いの要求を中心としたものであったのに対して、人間は思考することができるために、自己あるいは他者の行動を調整するために言語を用い始めるようになりました。つまり、言語はメタ意識の象徴でもあるのです。こうした時制の認識は、今やるべきこととやらなくてもよいものを切り分けて行動するために必須であり、このようなプロセスから文脈を分節化し始め、対象をラベリングできるようになったと考えられて

います。

　人間の言語の特徴は文法と意味を構成するところにあります。音の流れを切り分けることによって、言語を生み出し、そしてシンボルとしての音と意味の対応が双方向の関係になりました。たとえば、氷は冷たいものであるし、冷たいものは氷でもあるといったように。現代において、その世界のあらゆるものには言語によって名前がつけられています。そして名前は意味を与えます。人間は、ある社会現象に意味的描写を行う際、言語を用い、それを通じて互いに相互作用したと想定されます。たとえば、食べられるものと食べられないものを言語で区別し、互いの行動を調整しているというように。

　シンボルと意味との間の関係性をつくることで意味は複数となり、それによって概念や推論を形成させることができるようになりました。音でしかなかったものを、音の流れを切り分けることで言語とし、それに意味を付与したわけです。そして、音楽的な発声と音節化された音を互いに真似ることで、さまざまに複雑な感情を表現する単語が生まれました。鳥は求愛行動の際にしばしば歌を用います。人間における言語発生説の中には、異性の注意を引いて逃がさないようにするためであったとする求愛行動説もあります。現代においても男性の発言が特におおげさで冗長なのは、その名残りともいわれています。

ます。このように、コミュニケーションは単に情報を伝達するということではなく、伝達したいという意図それ自体がコミュニケーションの大切な部分となります。一方、言語発生説には、形式的な取り決めのために生まれたという社会契約説もあります。これは、いわゆる結婚の取り決めなどに言語を用いてきたということです。これに対して、社会関係に関する情報のやりとりを行うために言語が生まれたという説もあります。これはゴシップ説とも呼ばれていますが、言語のおかげでその対象を直接観察していないにもかかわらず、そのものやその出来事を想像したり、操作したりできます。たとえばチンパンジーが行う毛づくろい（図1.13）といった触覚的コミュニケーションはあくまでも一対一でのコミュニケーションでしかないのですが、言語を用いることで複数人と同時に「誰かが誰かと今何をしているか」などの情報（噂話）を交換すること、すなわち「おしゃべり」によって加速度的に情報が拡大する利点をもっています。集団を大きくして共同生活をするには言語は非常に適しているわけです。このように、人間の進化の歴史は、まさに言語的行動と関連しているわけです。

　動物における毛づくろい行動は、その行動そのものに対する共感的態度のみならず、駆け引きの関係づくりともみることができます。毛づくろいをする

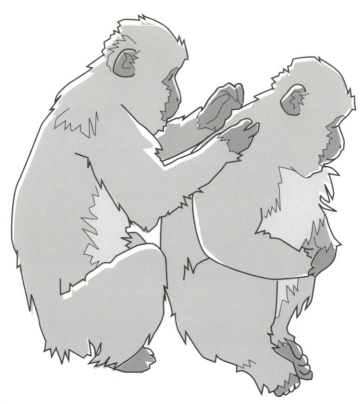

図1.13 ● 毛づくろい

側は、される側に対して共感・関心のみならず、その後の関係性の構築を意図しています。たとえば、その後、自分に対しても「毛づくろいをしてほしい」という暗示を与えるだけでなく、そこに階層がみられれば、「自分を仲間に入れてほしい」「守ってほしい」という意図です。つまり毛づくろいという触覚的コミュニケーションによって、他者のコミュニケーション行動を調整しようとしているわけです。したがって、このような行動は利他的でもあり利己的でもあるわけです。人間の言語による情報交換もこうした毛づくろいの意識の延長線上にあると考えられますが、ただしそれは一対一の関係性ではないため、ある言語的情報が提供されれば、それが場合によっては大きく発散していき、多くの人たちに利用されていくという特徴があります。そして、模倣行動を通じて、コミュニケーション行動が指数関数（exponential function）的に拡大していきます。SNSを用いたコミュニケーション行動もその典型例です。たとえば、ある人がfacebookに記事をアッ

プするのも、それを見ているであろう他者に「いいね」を押させるといったコミュニケーション行動を調整させるために行っていたり、あるいはそのアップした情報によって、それを閲覧した他者の行動が変容するように仕向けることを目的としていることもあるわけです。

　現代のゴシップ記事の氾濫やSNSによる情報拡散をみても、人間は直接には見ない他者という存在の行動に関心をもっているのがわかります。人間社会においては、芸能が文化として根づいているのもその証といえるでしょう。そして、言語を含めたコミュニケーション行動は、あるメンバーの新しい行動（個体発生的に獲得したもの）パターンが世代を超えて安定・伝達されるものであり、こうした伝達されていく行動を文化的行動と呼びます。新しい行動形式を受け入れるのがもっとも早いのは若者で、若者によって新語や造語がつくられ、それが模倣され伝承されていくわけです。

5 記憶と想像を操るという戦略

　幼い子どもは、たとえば何かをするにしても言葉を発して、それに自らが従いながら行動するというように、よく独り言を言いながら行動をしています。この独り言は自己の行動を内部調整するために起こしているわけですが、自らの言語によって自らの行動を調整するといった、自己が自己に対して語りかけるコミュニケーション行動を子どもはとっているわけです。こうした自己の行動を調整する言語は大人ももちろん利用していますが、わざわざ言葉には発しません。すなわち大人は内言語を用いながら行動を調整したり、抑制したり、促進したりしているわけです。このように言語の大事な役割の一つに自己の行動のシミュレーションというものがあります。たとえば駅に到着して時計を見た瞬間、「待ち合わせに遅れそう」とか、「速く歩かなければならない」とか思うのも、自らの言語を用いたシミュレーションの結果を想像できるからです。このように内言語は、人間が起きて活動している間、いかなる時でも発せられ、そして自らの行動を調整しています。よって、この言語の構築こそ、私自身、あるいは私たちといった時制をつなぎ、その文脈をつくるものであり、そしてそれは文法を構成するものでもあるわけです。

　先に示したように反省的思考にも言語が用いられ

ていますが、自分が自分自身をどうみているかといった客観的な自分自身をつくりあげるだけでなく、互いに自分が世界をどうみているか、反省的思考に基づいてそれを伝え合う（教え合う）ことを通じて、共通の意識や世界像を構築していきます。このようなコミュニケーション手段として言語はとても重要な役割を担います。また、言語によって自分は「何者でどこから来たのか」といった物語（物語的自己 narrative self）をつくることができ、それに基づいて自己反省したり、それを他者に語ることができます。加えて、場を和ませる手段として冗談を言って笑わせたりすることができます。この場を和ませる志向性をもつためには、文脈の理解をもたなければなりませんし、他者の心を読み取らなければなりません。すなわち心の理論が必要になります。

　子どもは、おおよそ幼児期の終盤には心の理論を獲得し、その能力をもち得て満を持して小学校に入学します。小学校に入学すれば規則に従わなければなりません。幼い子どもにとってはじっと座って授業を聴くことは大変な試練です。もちろんそのような聴く態度の発達には他者の心を読み取る能力が必要であることは間違いないのですが、それと同じように子どもが規則を内面化し、規則をつくった大人がいなくてもそれに従う能力、すなわち自己統制能

力の発達が必要にもなってきます。このプロセスに
よって、いわゆるメタ認知能力が芽生えてきます。
このプロセスにも時制の発達が関与し、ちょっとし
た未来の活動を計画するために、自己統制しなが
ら、社会的かつ道徳的な行動がとれるようになりま
す。こうしたメタ認知能力は、大人の言語を通じて
発せられる規則をいったん子ども自身がメタ記憶
し、その記憶に基づいて自己の行動を制御すると
いった手続きによって養われていきます。こうした
自己統制は、先に示した独り言である自らの発話と
行動を調和させるおおよそ4～5歳頃から芽生えて
きます。その後、学童期から始まる積極的な大人と
の対話を通じて、さまざまな社会的規範が言語を通
して内面化され、大人からの教示を了承し、その規
範を自己に取り込み、それによって行動を制御する
ようになります。このプロセスはもちろん、大人と
子どもの相互間におけるカップリングを通じたもの
になります。

　あくまでも人間からの目線ではありますが、地球
上でもっとも発達している動物は人間であるといえ
るでしょう。地球上にあふれている文化・文明の事
実はそれを物語っています。このように進化・発達
してきた背景には、脳の発達が大きく関与している
ことはいうまでもありませんが、脳の重要な役割は
出来事や意味を記憶し、それを使って行動すること
です。記憶は現在進行形の行動に役立てるのみなら
ず、未来のことも想像させてくれます。先ほど「待
ち合わせに遅れそう」という表現を用いましたが、
その文脈には現在の時間だけでなく、遅れた結果を
も同時にシミュレーションさせてくれます。「遅れ
た場合、あの人は怒るだろうか？」などといった未
来予想図を描くこともできます。こうした仮説を
もった想像力を人間は日常茶飯事に使って行動して
います。思春期では「自分はいったい何の職業につ
けばよいのか？」と思考を巡らせるケースが多々あ
りますが、その際、人間は内的に自分の将来像をイ
メージし、あらゆるケースを想定しながら、今行う
べき適切な行動は何かを考え、意思決定します。こ
のプロセスにおいても言語は重要な役割を担ってい
るわけですが、言語は自分の中に存在している記憶
同士を結びつけるといったハブの役割をもつととも
に、その言語を用いて記憶を修飾しながら、まだ見
ぬ自分自身に想いをはせることもできます。人間は
地球上の動物において、未来を展望する能力が圧倒
的に優れています。だから不確実な環境や社会の中
でも生きていくことが可能ですし、逆にいろんな想
いをはせることによって、時にまだ見ぬ将来に対す
る不安感に苛まれたり、場合によっては抑うつ状態

になったりするわけです。記憶には必ずしも経験し
てきたエピソードや覚えてきた意味だけでなく、展
望的記憶（prospective memory）も存在するので
す。こうした展望的記憶は未来に対するアイデアの
創出に一役買っています。「次の夏休みはどこにで
かけようか？」とイメージした際に、「昨年は国内
旅行だったから、今年は海外にも足を運んでみよ
う」とか「前回の会食は和食レストランだったた
め、今回は自宅でバーベキューを行おう」などと
いったように仮想的なシナリオを構成することがで
きるのは、過去に経験した出来事記憶、現在までに
もっている意味記憶、そしてそれに情動的・社会的
価値づけに基づく報酬予測を合わせてイメージでき
るからです。

　幼児は自分が目にした、聞いた、感じたものから
決断を下します。たとえば、目の前のジュースの中
に虫が入っていれば、それを飲まないという決断は
幼児であってもできます。しかし、その虫を取り除
くと平気で飲んでしまいます。過去から現在に至る
までの時制をつなぎ、それを取り除いたとしても、
何らかの物質が残るはずだと類推する能力、さらに
はその物質を体内に入れることによって自分の健康
が阻害されるかもしれないといった未来を予測する
能力が乏しいわけです。加えて、大人になるに従っ
て、自らが経験したことのない抽象的な事柄に対し
てもイメージし、それに基づいて決断することがで
きます。テレビで放映されたりする難民の生活に思
いをはせ、ボランティアとしてコミュニケーション
行動を起こそうとする決断も、これまでの難民の経
験をイメージし、現在からこれからの彼らの生活を
イメージするといった文脈を形成することができる
から、援助という行動によってその状況を変えよう
と意思決定できるわけです。

　他方、そうした決断の中で人間が発達させてきた
ものがあります。それは嘘をつくという行動です。
嘘は自分を悪い方向にもっていかないための手段で
あったり、相手がむしろ傷つかないですむように
もっていくための手段であったりと、ネガティブな
ものとポジティブなものがありますが、嘘をつくこ
とができるためには、記憶を操りながら未来を予測
し、シナリオをつくるといった時制の発達が必要で
す。3歳までは嘘をつけない、あるいは説得力のあ
る嘘がつけないといわれますが、これは記憶の曖昧
さに加えて、大人の心的状態、考え、そして行動を
自らの言語や行動によって操作できることに気づい
ていないからです。すでに3歳頃から子どもは「私
は思う・したい」の心理状態、すなわち志向性（in-
tentionality）はもち得ています。しかし、戦術的に

嘘をつくことに効果が生まれるためには、自分が経験しているのと同じように他者がその要求や願望をもっていると認識できるといったような自己の志向性だけでなく、他者の志向性をも意識することが必要になります。加えて、この水準を通じて他人とは信念が異なるということを知ることができます。今日では、戦術的な嘘の頻度と大脳新皮質の相対的な大きさ指数とが相関するといわれています。

　さて、心の理論は人間関係をうまく構築するための重要な機能であることは疑いもなく、この進化は人間にとっての資産でもあります。さらにこの機能の獲得によって、自己を達観するといった第三者的な視点で自分自身を省みる能力を養いました。第三者的な視点で自分自身の思考を省みたり、他の世界を観察しようとすることは、人間の思考能力の発達を良い方向に導く役割をもっています。このように人間は、言語を用いて一人称だけでなく三人称で語ることができます。たとえば、「なぜ私は悲しいのだろう？」と自己を三人称視点で観察したり、「なぜあの人は楽しそうなのだろう？」「なぜテレビに映し出されている、見知らぬ人は困っているのだろう？」というように自分自身ではない、自分にとっては直接的な関係のない他者、あるいはアニメの主人公などに思いをはせたり、あるいは実在しない誰かが特定の状況になった時、自分自身がどう感じどう反応するかをイメージしたりできます。人間社会において小説や映画といった文化が根づいているのは、そうした機能を人間がもち得ているからです。このように人間はイメージを自らの脳内で巧みに操ることができ、実際に経験したこと以外のシナリオも構築することができます。この能力に対してもむろん言語が重要な役割を担っているわけです。現実に存在した事柄を自らのイメージによって言語を用いてつなぎつつ、それをシナリオとして構成できるのは、人間のアナロジー能力[7]がとても発達しているからです。人間はまだ実際に会ったことのない別の国に住んでいる人たちの生活も、今自分が現実に行っている生活から勘案して類推することができま

───────────

7…25ページ、コラム「アナロジー」参照

すが、こうした何かを何かに置き換える能力をアナロジーと呼びます。こうした能力があるから、私たちは地球の裏側に住んでいる人たちの姿をイメージすることができますし、地球だけでなく、地球に似たような星があれば同じような生物が存在しているのではないかと類推したりします。こうしたアナロジー能力は仮説を構築するうえでとても重要で、これが科学や開発を推し進めていく原動力になるわけです。

　シミュレーション志向はアナロジー志向の産物ですが、あの人にもできるのであれば私にもできるといった模倣もアナロジー思考によってつくられます。子どもの模倣では視覚的に見たものを真似るにすぎなかったわけですが、大人は言語によって発信された情報によってもその思考が立ち上がります。ビジネス本がよく売れたり、SNSで情報発信されている内容を自分の考えに取り入れるといったことも、ある種その人の思考を真似るということで、高度なパクリといえるでしょう。そして、「なぜそのようになったのか？」「どのようにすればそれが解決できるか？」といった問題解決型思考も仮想的な結末を類推するといったアナロジー思考に基づいているわけです。

　アナロジーは何かを何かに喩えるという思考方法です。また、直接的で言語的な比喩表現の一つにメタファーというものがあります。メタファーとはある物語、事象、物についてのイメージを喚起させるような言語を用いて喩えることで、簡潔にそのものを表現する機能をもちます。「彼女の心はいつもお花畑だ」「自分の人生は暗闇だ」「あいつはボスの犬だ」とか、これらはメタファーを用いた表現になります。心にお花畑は存在しないものの、お花畑という言葉を用いて抽象的なイメージを掻き立てさせることで、事細かく具体的に表現する必要がなくなりました。こうしたメタファーの機能は、人間のコミュニケーションに対して効率的な円滑さを与えました。さまざまな科学技術・文化・芸術の作品も、人間がもち得ているこうしたメタファーを利用したものです。メタファーは人間のコミュニケーションの効率化および抽象化にとても役立っています。

Column アナロジー

　人間は知性をもった動物であると表現されることがしばしばあります。直接的には、知性とは物事を知り、考え、判断する能力のことをさしますが、それは比較、抽象、概念化、判断、推理などの機能を包含しています。その際、実際の出来事といった事実だけに基づき知性をつくっているわけではありません。自らの心で物事を推し量り類推する手続きを用いて、統合的に知性をつくりあげています。人間の記憶は必ずしも身体的経験に基づく事実のみからつくられているわけではなく、自らの心で描いた類推、すなわちアナロジーも付記されることによって知性として統合されていきます。

　青年期における進学や進路決定などの決断は、過去の事例から類推するといったアナロジー能力に基づいています。幼児にはできない意思決定です。アナロジーは仮説やアイデアを生み出す認知過程です。たとえば身近な出来事では、「学業・営業成績を上げるためには？」「治療効果を高めるためには？」「彼女・彼氏を喜ばせるためには？」など、これらは、特定するいくつかの情報から、事象を推し量り、最終的には認知過程であるアナロジーを用いて意思決定します。

　つまり、喩えていく能力全般を意味しています。何かの仕事を創発したりするのもアナロジー能力を用いたものですし、芸術作品を生み出すのもアナロジー能力を用いたものです。難しい表現を比喩的に捉える作業は教育手法によく用いられています。話がうまいといわれる人のゆえんはこのアナロジーによるものです。コミュニケーションはよくキャッチボールだといわれますが、聞いている側の理解能力を想像し、それに合わせた形で比喩的表現を用いて説明することで、会話がはずんだり、理解を促進させたりすることができます。イノベーションを起こす時も、何かと何かを結合させた時に生まれるアナロジーによることが多いわけです。

　このアナロジー能力は人間らしさを構築するうえでとても重要ですが、注意しておかなければなりません。それはあくまでも比喩的表現あるいは類推であり、事実ではないかもしれない、という点です。会話の中で比喩が多用されると本質が何だったのかよくわからなくなることもしばしばあったり、内容がすり替えられることで情報が偽りになってしまうことがあります。講演者が用いる比喩的表現は大いに注意しておかなければなりません。なぜなら、「話を飛躍させる」こともアナロジーの特徴だからです。ゆえに、「論理の飛躍」になることが多く、そうなれば人間の思考として重要な論理を破綻させてしまうことになります。昨今のマスコミの情報はある一部分を切り取ってそれをアナロジーによって表現することから、真実とは懸け離れた情報へと転換されてしまうことがしばしばあり、そうした表現が問題視されていることは知ってのとおりです。しかし、アナロジーを用いた言語はキャッチーな表現であるため、人間はその情報を信じ、時としてそれはプロパガンダとして用いられ、人間の思考や行動を操作してしまうこともあるわけです。

第2部

神経科学からみた
人間の
コミュニケーション

1 脳の側性化と言語

　今日、人間とその社会は言語とともに存在しています。では、その言語を生み出す脳の機能はいったいどこにあるのでしょうか？

　たとえば、左脳は意識的にかつ強引にこの世の中を整合的に意思決定し、これに対して、右脳は無意識的に意思決定するといわれています。かつて、てんかんの治療のために右脳と左脳を分離する（脳梁を切断）手術が適応されていました。こうした手術を受けた「分離脳（split-brain）」患者を対象にしたスペリーやガザニガの分離脳実験（図2.1）によれば、右手に何かを触れさせたり、右視野に何かを提示したりすると問題なくその名前を言えたり書いたりできるにもかかわらず、左手に何か触れさせたり、左視野に何かを見せたりすると、その名前を言ったり、その名前を書字する成績が落ちることが明らかになりました。つまり、左手の感覚や左視野の視覚は右脳で処理されますが、分離脳患者ではその場合右脳で処理するしかないため、結果として、言語的に報告することが不可能になったわけです。この実験によって、言語の処理は右脳でなく左脳で行われることが示されました。

　さらに、分離脳患者に対して、左耳に「前に歩いてください」と刺激を入れると、つまり右脳に入力する（指示を入れる）と、その指示された方は歩き始

めます。これに対して、右耳に「あなたはどうして歩いているのですか」と刺激を入れると、つまり左脳に刺激を与えると、「喉が渇いたのでジュースを買おうと思いました」と説明したといわれています。本来、手術がなければ左右の脳をつなぐ線維である脳梁が残っており、その場合は、「あなたが歩けと言ったから歩いたのですよ」と、その文脈に合った適切な言葉を使用して答えますが、分離脳患者にはそれができません。したがって、歩いた事実・結果をその今の環境に適しているであろう「もっともらしい言葉」すなわち言い訳で説明するわけです。つまり左脳は整合性をとりながら、言語をつくっているようです。まさに今文字をタイプしている私自身も「もっともらしい言葉」をつないでいるだけにすぎないかもしれません。このように、人間の脳の機能には左右差があり、この左右差を側性化（lateralization）と呼びます。とりわけ音声言語と手話は、右利きの場合は左脳を中心に使います。けれども、ジェスチャーでは左脳と右脳に差がありません。

　フランスの神経科医ポール・ブローカは大脳の前頭葉の一部が損傷することで言葉が失われることを、ある症例で見つけました。その場所は前頭葉の左下側であり、この場所は彼の業績にちなんで今日

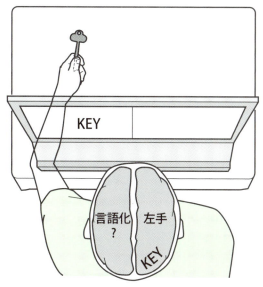

図2.1 ● スペリーやガザニガによる分離脳実験
(Sperry RW: Lateral specialization in the surgically separated hemispheres: In The Neurosciences, Third Study Program (Eds Schmitt FO et al), MIT Press, 1974より作成)

では「ブローカ野」と命名され、その領域は言語野として広く認知されています。右利き成人では、言語障害を起こした実に96％以上が左脳損傷によって起こるといわれています。ブローカ野は前頭葉の弁蓋部と三角部を含む下前頭回腹側部にあり、この場所が損傷すると、失語症[1]の中でも、発話機能の減損を表す「運動性失語（ブローカ失語）」を呈することは有名です。ブローカ野はいわゆるブロードマンエリアでいうと44/45野に相当します（図2.2）。一般に、44野が下前頭回弁蓋部、45野が下前頭回三角部と分類されています。近年になって、ブローカが公表した2症例のMRI解析が行われていますが、いずれにしても左下前頭回が主な病巣であることが指摘されています。

一方、発話障害とは異なるタイプの失語症として有名なのが「ウェルニッケ失語」です。このタイプはドイツの神経科学者・外科医のカール・ウェルニッケによって報告され、その業績にちなんで命名されたものですが、聴覚理解に問題が生じることで、言い間違い、錯語、そして適切な言葉の選択に障害を起こし、時にジャーゴンと呼ばれる支離滅裂で意味不明な言葉を発することが特徴です。このような背景から、運動出力には問題がないため「感覚性失語」とも呼ばれています。ウェルニッケ野は左脳の側頭葉の上側頭回後部に位置し、ブロードマンエリアでいうと22野にあたります（図2.2）。このウェルニッケ野は聴覚情報の保持や、その上部に存在する角回と協力しながら、言語認知に関わります。したがって、聴覚障害がなくても他者の話している言葉の理解が難しくなります。

人間のコミュニケーションは一方的に発話すること、あるいは単に相手が話していることを理解することだけでは成立しません。これらが神経システムによって結合することによって滑らかな会話が生まれます。ブローカ野やウェルニッケ野はあくまでも局在で、比喩を用いれば都市のようなものです。都市の交流のためには、都市間を結ぶ道や線路が必要になります。この道や線路に相当するのが、白質線維の一つを構成する弓状束です。言語理解の相と言語産出の相をつなぐことで、人間が聞き手ないし読み手として言語理解をしてから、話し手ないし書き手として言語産出をするまでのこのネットワークモデルをウェルニッケ＝ゲシュヴィント・モデルと呼びます（図2.3）。

弓状束のみが直接的に損傷を受けている報告は乏しいものの、この線維に障害が起きると、言葉の選択の障害のみならず、復唱の障害が起こる伝導性失語と呼ばれる症状が出現すると考えられています。この弓状束は両半球に存在し、脳の後方と前方を結びシステムを構成する役割をもっていますが、右半球に対して左半球の体積は約2倍、神経線維の量は約5倍と想定されています。左弓状束は主要な言語領域をつなぐ線維として認知されていますが、近年その経路は3つのセグメントに分けられることが判明し1つの直接経路と2つの間接経路で構成されています。直接経路はこれまで通りブローカ野とウェ

1…31ページ、コラム「失語症」参照

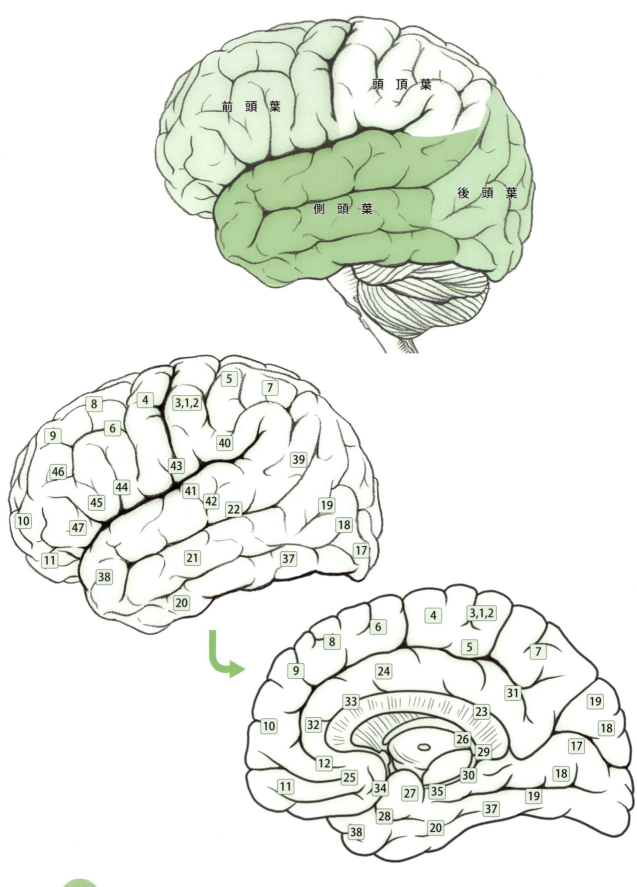

図2.2 ● 4つの脳葉とブロードマンの脳地図

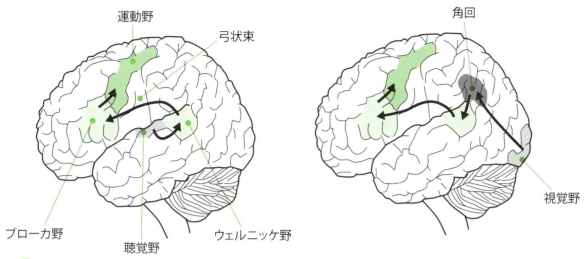

図2.3 ● 会話を聞いている時（左）と本を読んでいる時（右）の脳活動部位
(Price CJ：The anatomy of language: contributions from functional neuroimaging. J Anat 197：335-359, 2000より)

Column 失語症

　失語症とは大脳皮質の言語野またはその周辺領域の損傷により、感覚・運動機能および他の認知機能はほぼ正常に保たれているにもかかわらず、言語機能の一部ないし全部に顕著な障害がみられる状態をいいます。失語症の鑑別は下図のように大きく言語の理解が可能か否かで分類します。言語理解は比較的良好に保たれているものの自発言語の障害が強く、発語は非流暢で復唱、書き取りも障害される状態を皮質性運動性失語（cortical motor aphasia）あるいはブローカ失語（Broca's aphasia）と呼びます。これに対して、自発語は流暢で文意不明の言葉が大量に産出さる状態を皮質性感覚性失語（cortical sensory aphasia）あるいはウェルニッケ失語（Wernicke's aphasia）と呼びます。ウェルニッケ失語では、錯語や錯文法を呈し、しかも自分の誤りを自覚していない場合が多く、この症状をジャーゴン（Jargon）失語と呼びます。自発語は流暢かつ言語理解は正常ですが、字性（音韻性）錯語が多い症状を伝導性失語（conduction aphasia）と呼びます。また、超皮質性運動失語（transcortical motor aphasia）とは、ブローカ失語と違って、長い文の復唱は可能なものの自発語は乏しく、発語は非流暢であるタイプをさします。純粋運動性失語（pure motor aphasia）とは、発語面のみに限定した症状をもち、書字は可能であり、純粋語唖（aphemia）とも呼ばれたりします。これに対して、純粋感覚性失語（pure sensory aphasia）とは、言語音のみが選択的に聴取できない状態をさし、口頭言語の理解、復唱、書き取りが障害されるものの語音を把握すると意味の把握は可能な症状を示します。したがって、文字理解は可能であり、この点がウェルニッケ失語と違います。このタイプは純粋語聾（pure word deafness）とも呼ばれています。そして、言語理解・表出のすべてが失われる状態を全失語（total aphasia）といいます。発話、言語理解、呼称、復唱などといった言語の多くの側面が選択的に障害されることは、言語が解剖学的に異なる複数の段階によって処理されることを示しています。

　失語症ではないものの、両側側頭葉の病変により、皮質聾（cortical deafness）または聴覚失認が起こりますが、その領域の損傷によって純粋語聾が出現します。また、失読失書のうち、漢字の読み書きの障害は形態認知機能をもつ左側頭葉後下部（ブロードマン37野）損傷によって起こります。

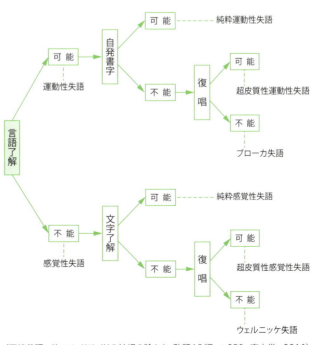

(田崎義昭, 他：ベッドサイドの神経の診かた 改訂18版. p.250, 南山堂, 2016)

ルニッケ野をダイレクトに結ぶものですが、間接経路はブローカ野と下頭頂小葉を結ぶ線維、ウェルニッケ野と下頭頂皮質を結ぶ線維に分けられています。下頭頂小葉は言語理解に関わる、なかば言葉の辞書の役割を果たしていますが、ブローカ野との連結は自分が発話していることに対する意味解釈・理解、ウェルニッケ野との連結は相手が発話していることに対する意味解釈・理解に関与していると考えられています。神経結合を示した研究では、44野は下頭頂小葉を構成する縁上回と正の結合、同じく構成領域である角回とは負の結合、これに対して45野は角回と正の結合をするものの、縁上回とは負の結合がみられることが明らかになっています。これに対する科学的解釈はこれからになりますが、この結合が認められたのは左半球ですので、左半球のこれら神経ネットワークがシステムとして組織化することで言語コミュニケーションが生まれることはどうやら間違いないようです。いずれにしても、会話は単に音を発声するだけではないため、音、語、句、文といった言語の階層構造[2]を処理する広大なネットワークが必要になるわけです。

言語学者のノーム・チョムスキーは、生成文法（generative grammar）という理論を提唱しました。この要点は、人間の言語には生得的な普遍文法があるというものです。そのポイントは「あらゆる言語には共通する基本的な規則がある」「その基本的な規則は脳／心に存在している」というものです。どのような言語であれ、主語（S）、動詞（V）、目的語（O）などの要素に分解できます。日本語はSOV、英語はSVOと語順に違いはありますが、それらは基本的にS、V、Oに区別でき、そして単語の配列は、基本的な順序が決まっているといった共通の規則が存在しています。名詞は共同注意から獲得、動詞は動作主と被動作主の区別や対象と目的の区別から獲得し、それら有限個の言語要素と有限個の規則から、事実上無限の文をつくりだし文法を構成することを生成文法と呼び、これによって人は言語を使い、他者にその意図や状況を伝えることができるというのがチョムスキーの理論の特徴です。

これに対して、発達研究で有名なマイケル・トマセロは、生得的な言語構造を認めていません。彼は言語獲得には共同注意をはじめとする、社会的に周囲の他者の動作や意図を認知する能力と学習が重要な役割を果たしていると指摘しています。本書の中でいくつか説明している共同注意（例：指さし、トマセロはこれを9か月革命と命名）のプロセスがそれに相当します。

[2]…32ページ、コラム「言語の階層構造」参照

Column 言語の階層構造

人間が音声または文字を用いて思想・感情・意志などを伝達したり、理解したりするために用いる記号体系のことを言語と呼びます。言語は音、語、句、文という階層的な構造をもっています。音とは話し言葉の最小単位を表し、112個あり、それ自体には意味は伴いません。語は音を構成する音素や音節の組み合わせのことであり、意味を伴います。意味をもつ表現要素の最小単位を示し、形態素（morpheme）と呼ばれます。「本箱」は単語になりますが、これは「本」「箱」という語が合わさってできた単語です。したがって、「本」「箱」が形態素となります。「夏休み」も「夏」「休み」に分解できます。複数の形態素からなる語を合成語、「山」のように一つの形態素からなる語を単純語といいます。いわゆる品詞は単語水準であり、すべての単語がいずれかの品詞に属します。日本語の品詞は、名詞、動詞、形容詞、形容動詞、接続詞、副詞、連体詞、感動詞があり、それに付属する付属語として助動詞、助詞があります。句とは文章中の一部分、一区切りで、言語学上は単語が2つ以上つながった、全体としてまとまりがあるもののことです。つまり形態素の組み合わせとなります。そして文が句の組み合わせになり、いわゆる完結した言明を表すものになります。右図のように入れ子構造によってさまざまな文をつくりだすことができます。右図の後置詞とは接置詞を後ろに置くスタイルであり、付属語として、前に位置する自立語と単語結合し、意味を表す機能を担います。

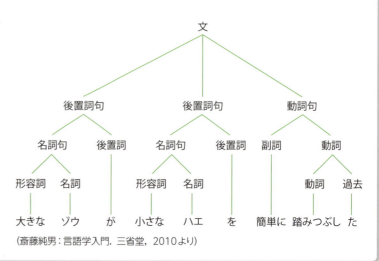

（斎藤純男：言語学入門. 三省堂, 2010より）

音声認知と意味理解に関わる脳機能

言語を理解するためには音を知覚する必要がありますが、これにはもちろん聴覚伝導路が関わります（図2.4）。耳（A）の受容器である蝸牛で受容された音は、橋（B）で音源を定位し、中脳（C）に送られて空間地図をつくります。その後、大脳皮質の側頭葉（D）にある一次聴覚野に送られて音を知覚します。ここでは細かな周波数の識別程度が行われ、その後、二次聴覚野へと情報が送られ、音の識別に関して階層処理がなされていきます。

人間は明瞭な切れ目がない音の世界でも、他者との会話の中から、文を分節化し、それによって個々の単語を認知することができます。つまり、相手から話された言葉を理解する場合、時間軸における音声から単語間に区切りをつけて、その発話から意味を抽出しなければなりません。その際、両耳の受容器が使用されている時、左の聴覚野と右の聴覚野では働きが異なっています。たとえば、音節に対して特異的に変化がみられるのが、周波数の中でもγ波ですが、その周波数帯域の振動強度と左聴覚野の活動との間に強い関係が確認されています。その一方で、言語の音節とは関係のない、たとえば背景音や音楽はθ波帯域で変化がみられますが、その振動強度と右聴覚野の活動と強い関係がみられています。つまり、聴覚野においても言語野同様に左半球と右

半球が異なる働きをもつ側性化が認められるわけです。とりわけ、左半球の聴覚野は、急激に時間変化する音（音声言語）に強く反応し、その音声は聴覚野における選択的に応答するニューロン群の働きによって学習されていきます。

生後6か月頃には、すべての音素に選択的に応答するニューロン群がすでに存在することが確認されており、生後9か月～12か月頃には、頻繁に入力する音素・音節のみに選択的に応答するニューロン群としてそれらが再組織化されていきます。すなわち、これが母国語の音声知覚になり、いわゆるリスニングの臨界期[3]になっていくわけです。ただし、単語の理解といった統合的な認知に関しては、聴覚野は担当していません。つまり、聴覚野は単語に選択的に応答するニューロン群が存在しているわけではなく、個々の音のまとまり（音節）を知覚するニューロン群が存在しています。音節の単語を統合的に認知するのは、その後の処理となるウェルニッケ野やその近傍領域である下頭頂小葉の担当になります。

図2.5にはペットが示されていますが、「1匹だけ種類が異なるものを選びなさい」と要求されれば

3…35ページ、コラム「臨界期」参照

033

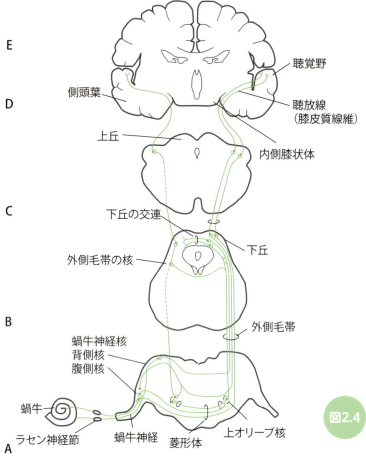

図2.4 ● 聴覚伝導路の模式図

(Bear MF et al : Neuroscience: Exploring the brain, 3rd Edition, 2006 より作成)

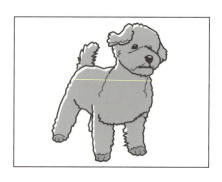
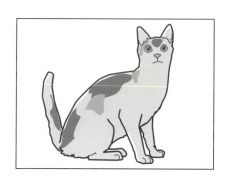
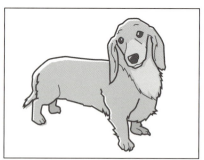
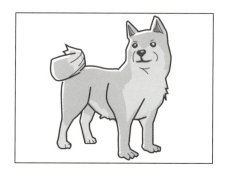

図2.5 ● 犬と猫の分類

Column 臨界期

　胎児期に身体構造はすでに完成されていますが、機能は完成されていません。機能は生後発達を通じて成長しますが、その際、重要な時期があります。これを感受期（sensitivity period）と呼びます。この感受期は脳のシナプス形成の時期に関係していますが、この感受期に外界から適切な刺激がないと定型発達が阻害されてしまう場合があります。ゆえに、この時期を臨界期（critical period）といったりします。臨界期を示した研究としてはローレンツの刷り込み現象、ヒューベルとウィーゼルの子猫の縫合実験、ニューポートの言語学習の３つが有名です。刷り込み現象の実験で有名なものにガンの行動を観察したものがあります。ガンのひな鳥は親の後ろを追いかけて移動する習性がありますが、この行動は本能的行動の一種です。ところが、ひな鳥は親の顔を生後に覚えるため、生後すぐに目の前にある声を出すものを親だと覚え込んでしまう特性があります。ですからガチョウが孵化させた場合にはひな鳥はガチョウを親鳥と刷り込まれ、人間が孵化を観察した場合はその人間を親と刷り込む特性があることが発見されました。これを刷り込み現象（インプリンティング：imprinting）といい、生後５〜24時間が臨界期であると考えられています。ヒューベルとウィーゼルによる実験では成熟した大人の猫と生後間もない子猫の片目を縫合し、２〜３か月後に開眼手術をして皮質の一次視覚野の電気活動を調べています。結果として、子猫の方では適切な刺激がなくなることでシナプス形成が阻害されることが明らかになりました。大人の猫ではそれがないことから、感受期に一定の刺激が必要であることが確認されました。人間では視覚に関しては１歳以内に感受期が高く、それは一次視覚野のシナプス形成と関係しています。言語学習の臨界期として、ニューポートはネイティブアメリカンとアメリカに渡ってきて５年以上経ち、なおかつ日常会話に不自由がない外国人に対して言語機能のテストを行わせたところ、３歳から７歳までにアメリカに渡ってきた人間はネイティブアメリカンと差がないことを示しています。一方、８歳以上で渡ってきた人間は、渡ってきた年齢が高くなるにつれて成績が下がることがわかりました。これにより、８歳を境界に第２言語の習得に限界があることがわかりました。こうした３つの実験結果から、ほとんどの動物にとって機能発達の臨界期があることが確認されましたが、単純な行動や感覚よりも複雑な認知やそれに基づく認知的行動の臨界期の方が遅いことがわかりました。

「猫」を示すでしょう。このような手続きは視覚から入ってきた絵から言語を用いて意味処理しなければなりません。このような手続きを範疇化（categorization）、あるいは概念化（conceptualization）と呼びます。猫と判断する際、特異的に活性化するニューロン群がブロードマンエリアでいうと46野に相当する背外側前頭前野に存在することがわかっています（図2.2）。このように範疇化機能は、一時的な認知処理が必要なため、ワーキングメモリ[4]に関わる背外側前頭前野が関わりますが、それを記憶しておく領域は下側頭葉になります。この場所は視覚情報処理におけるwhatの経路（図2.6）の最終ポイントです。意味記憶の貯蔵に関してはおおむね側頭葉が担当し、なかでも顔の範疇化記憶には紡錘状回（図2.7）、そして顔だけでなく顔も含めて全体／個別の身体や模様などから情報の個別性と普遍性といった処理には、紡錘状回と左側頭極が関与し、それらの相互作用によって全体的な認知が起こります。このように意味的処理に左側頭葉が関与することは周知のことですが、意味的処理には側頭葉の中でも中側頭回が関与し、物やその属性に関する概念情報の蓄積を行っています。

　先に述べたように、連続音声に関して意味理解するためには、それを分節化する必要があります。この分節化の際、チャンク化[5]という作業を行っています。チャンク化とは、ひとかたまりの箇所を区別することで、音の切れ目を知覚することによって単語として認識するといった作業を示します。こうしたチャンク化には下前頭回（44/45野）に加えて、運動前野（6野）の働きも関与するといわれています（図2.2）。6野は単なる単語の認識ですが、44野は単語の集まり、すなわち句の認識、45野は句の集まり、すなわち文章の認識に関与しています。言語の階層構造に基づいた神経システムが構築されているのです。すなわち、音⇔語⇔句⇔文の各階層でチャンクごとの入れ子構造によって、文の理解と生成がされているわけです。

　これに加えて、意味処理には左下頭頂小葉、特に角回が関与します。左中側頭回は意図的な意味処理に関わり、左角回は学習された自動的な意味処理に関与します。角回は感覚情報を統合する働きをもちます（図2.8）。すなわち、この領域には視覚、聴覚、体性感覚、味覚、嗅覚が入りその情報を統合するのです。なかでも、左角回は意味的な情報処理に関わります。すなわち、言語によって概念化する働きを

4…38ページ、コラム「ワーキングメモリ」参照
5…38ページ、コラム「チャンクと人間の認識の方法」参照

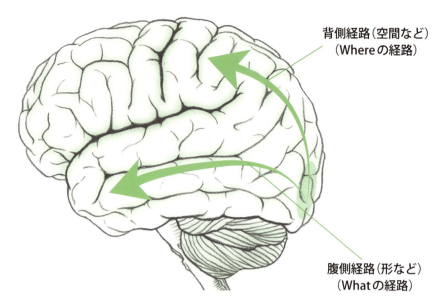

図2.6 ●背側経路（空間など）と腹側経路（形など）
視覚は後頭葉の一次視覚野からこの情報処理経路（背側・腹側）で処理されます。

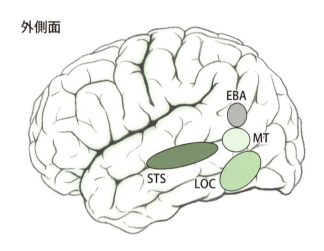

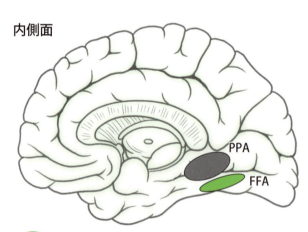

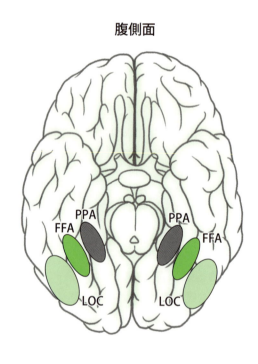

図2.7 ●腹側皮質視覚路における対象（物体）認知関連領域
EBA (Extrastriate Body Area)：有線領外身体領域。FFA (Fusiform Face Area)：紡錘状回顔領域。LOC (Lateral Occipital Complex)：後頭葉腹外側領域。MT (Middle Temporal Area)：MT野、5次視覚野。PPA (Parahippocampal Place Area)：海馬傍回場所領域。STS (Superior Temporal Sulcus)：上側頭溝生物学的動作認知領域

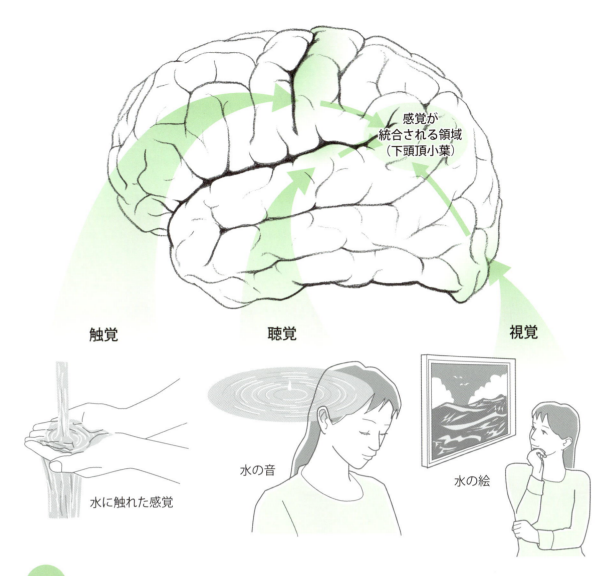

図2.8 ● **下頭頂小葉の役割を表した模式図**

下頭頂小葉はヒトの脳では主にブロードマンエリア39、40野を示しています。ここは触覚、視覚、聴覚、嗅覚、味覚という「五感」を統合し、概念や言語を形成する機能を担っています。図は「水」の概念が形成される様子を示したもので、水に触れた触覚的経験、水の音を聴いた聴覚的経験、水の絵や実際の川や海の風景を見た視覚的経験、さらには水の匂いや水の味といった嗅覚的経験や味覚的経験も統合されます。ヒトの脳では、この領域の働きのおかげで、さまざまな感覚に脳の中で置き換えることができます。

もっています。たとえば、「水」という単語を聞いて、それを説明しようとすれば、「冷たい（形容詞）」「流れる（動詞）」「透明（名詞）」などと、人間はそれに関連する用語をどんどん表現・イメージすることが可能です。聴覚で捉えた水を触覚的にも視覚的にも情報変換しながら、それについてイメージし、それを言語的に表現し、そしてそれを用いて他者に伝えているわけです。こうした人間がもつ概念化や抽象化に角回が関与しています。人間が他者に言語で情報を伝達する際、端的に比喩を用いて表すことができるのも角回の働きによるものです。いわゆる、これも人間がもつメタファー機能です。他者への伝達をよりリアルに表現するために用いる擬態語・擬音語の産生にも角回は関与します。漫画などで表現されているそれらは、まさに人間の角回の機能そのものです。

Column ワーキングメモリ

　認知プロセスに基づいた脳内情報処理には大脳皮質全体の神経ネットワークが関わります。たとえば、誰かに対して自分の思考内容を話しかけている際、自らの脳内にある表象から再生し、そしてその再生した事柄を文脈に合わせて選択し、そして、文法上整合性のある言語に変換しながら、相手にその内容を伝えていきます。この際、その内容、つまり脳内の情報を引き出しながら、出力に変換する情報処理にとって重要な場所が背外側前頭前野です。なかでもブロードマンの46野（背外側前頭前野）はワーキングメモリ（作業記憶）の役割を担っています。ワーキングメモリは、短い時間に脳の中で情報を保持し、同時に処理する能力のことをさします。このワーキングメモリは視空間性のものと言語性のものに分けられています。前者は脳内の映像的表象を引き出しながら情報処理するプロセス、後者は脳内の象徴的表象を引き出しながら情報処理するプロセスです。会話や読み書き、計算などの基礎となる能力であり、人間の日常生活や学習を支える重要な能力です。ワーキングメモリのモデルの代表的なものとしてBaddeleyモデルがあげられます。このモデルでは下図のように言語的短期記憶（音韻ループ）、視空間的短期記憶（視空間スケッチパッド）、中央実行系の3つのコンポーネントでワーキングメモリは構成されると考えられています。環境情報の中で、音声で表現される情報（数、単語、文章など）を音韻ループとして保持し、視空間情報（イメージ、絵、位置情報など）を視空間スケッチパッドとして一時的に保持します。そして、中央実行系は注意の制御や、処理資源の配分といった高次機能を活かして、重要な情報を取捨選択するといった認知活動を司ります。音韻ループと中央実行系の機能を合わせて言語性ワーキングメモリと呼び、視空間スケッチパッドと中央実行系の機能を合わせて視空間性ワーキングメモリと呼びます。他者と会話している際、人間は他者から発せられるすべての言語を記憶していません。自己の脳内にある表象と照らし合わせながら、その情報をピックアップしながら情報化します。その情報化のプロセスは後に必要となる出力、すなわち言語化に必要なものを選択しながら行います。こうした機能はワーキングメモリそのものといえ、この能力は人間が効率的に生きていくための大事なものです。ゆえに、これは会話や読み書き、計算などの知能の基礎となる、私たちの日常生活や学習を支える重要な能力ということができます。

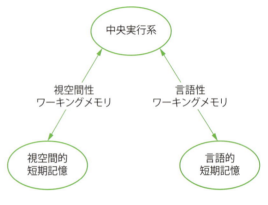

Column チャンクと人間の認識の方法

　「0351538201」にハイフンを入れ「03-5153-8201」と表現するだけで、認識しやすくなります。チャンクとは単位あるいは塊を表す用語であり、03は一つの塊となり、市外局番としての意味を付与します。文字が単に羅列されているより、改行され、一つのパラグラフ（かたまり）として構成する手続きや、見出しを付与する手続きもチャンク化するプロセスの例です。この本でも「章」や「部」と表現していますが、これもチャンクの一種と考えることができます。「節」は「部」の一部であるといったように、チャンクは入れ子構造になる場合もあります。

　人間の認識方法の一つにワーキングメモリ（作業記憶）というものがありますが、いっぺんに情報を流されると、私たちの脳内のワーキングメモリに関与する容量ではまかないきれません。たとえば、「09897654320-97722234-77722100」とハイフンが入れられたとしても、これでは情報が多く、もっと圧縮する必要があります。このように小さいワーキングメモリで扱えるように知識を構造化し、圧縮しながら、物事を認識していきます。ノートにまとめる作業もチャンク化の一例ですし、記憶すべき対象を分割したりグループ化したりして記憶の負担を軽減することもしばしば行うテクニックといえるでしょう。短期記憶では、人間は7±2個のチャンクしか一度に記憶することができないともいわれ、それを「マジカルナンバー」と呼んだりしています。コンピュータの情報処理や統計処理も情報を圧縮し、カテゴリー化させていく手続きになっています。

　もちろん、人間が用いる言語もチャンク化によって認識されていきます。「枡酒」は「枡」と「酒」の2チャンクで構成されています。つまり、枡に入った酒というようにその意味を言語によって捉えることができます。また、「太郎は花子とディズニーランドに一緒に行った」という文章を認識するためには、「太郎」「花子」「ディズニーランド」という名詞、「行った」という動詞、「一緒に」という副詞、さらにはそれをつなぐ助詞などに区切り認識していきます。もちろん、会話を認識し続けるという作業もチャンク化に基づいており、日本人が日本語を聞いた場合には瞬時にチャンク化が起こり、話している内容を理解することができますが、英語を聞いた場合、チャンク化が起こらなければ、何を話しているかがさっぱりわからないわけです。

文章の理解と言語学習

3

単語と違って文章は複数の単語から構成され、その意味処理はより複雑になります。文章の理解のためには、単語水準の意味処理に文章水準の意味処理をつなげる必要があります。類人猿は単語理解が多少可能ですが、その言語に語順がありません。文章では主語と述語をつなぐために助詞を使いますが、その助詞が入ることで文法が形成されていきます。文法形成にはブローカ野が関与しています。「太郎が飼い犬を手で叩いた」「飼い犬が太郎を手で叩いた」という文章は用いている単語は同じですが、その意味はまったく異なります。単語水準で意味を理解するだけではまったく同じになりますが、文章水準の意味を理解することができれば文脈を知ることができ、それらの意味が違っていることがわかります。こうした文章理解にはブローカ野を構成する左下前頭回三角部が関与するといわれており、この領域の活動は、音声および文字提示の両方に共通しているため、入力モダリティに依存していないのがわかります。三角部はブロードマンエリアでは45野になりますが、これに47野を含め、それらの連関によって文章が理解できるといわれており、これら複数の領域が文章の意味処理に関係していると考えられています。

いずれにしても、先に示した音韻に関しては聴覚野、単語理解に関してはウェルニッケ野、角回、そして文法に関しては44野、それに加えて文章読解には45野などのブローカ野を中心にそれらがハブとなって機能し、それらによって構成される神経ネットワークによって人間の言語機能が担保されています（図2.9）。その神経ネットワークは左半球優位です。

相手に何かを表現するという手段は、なにも話す（言語を出力）だけにとどまりません。書く、そしてそれを読むことによってもその表現は他者に伝達されていきます。そしてそれは時空を越えて伝達され続けるという特徴があります。そのために必要となるのが文字です。文字の開発は人類の進化の重要なエポックといっても過言ではないでしょう。現代社会をみてみると、SNSによってその伝達はすぐさま拡大する特徴がありますが、それにも文字が一つの重要な構成要素となっていることはいうまでもありません。話し言葉の歴史のように200万年ほど前まではさかのぼらないものの、文字の歴史も古く、それは5500年ほど前までさかのぼることができます。その際、用いられていたのが象形文字、そして、楔形文字です[6]。その一方で、文字を使って読み

6…41ページ、コラム「象形文字と楔形文字」参照

039

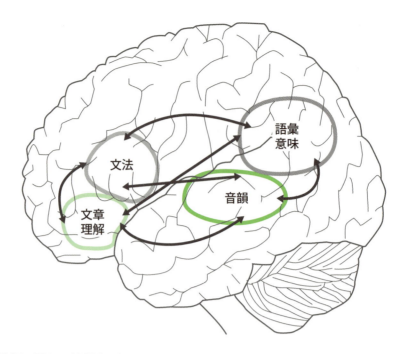

図2.9 ● 言語情報に関わる神経ネットワーク
文法・文章理解にはブローカ野を含んだ左下前脳回、音韻には左聴覚野、語彙・意味には左下頭頂小葉とウェルニッケ野が担当し、それらのネットワークによって言語情報の処理がされています。
(Sakai KL : Language acquisition and brain development. Science 310, 2005 より作成)

書きできることは文化・文明、とりわけ教育に依存し、生涯使うことがなくても生きていくことは可能です。だから、読み書きの能力は楽器演奏やスポーツと同じように、学習によって獲得するスキルということができるでしょう。

1887年にフランスの神経科医ジュール・ジョセフ・デジェリンは、話し言葉に問題がなく、物体・顔の認知も十分にできるにもかかわらず、文字だけが読めない患者（純粋失読）を報告し、その患者の脳を死亡後解剖すると左後頭・側頭葉に病巣があることを確認しました。この場所は視覚語形領野と呼ばれています。今日、この領域は下頭頂小葉を構成する左角回と考えられています。角回には異なる感覚モダリティを統合する機能がありますが、視覚分析から言語に変換するプロセスに問題が起こると文字を読むことができない病態が出現すると考えられています。その後、脳イメージング装置の進歩とともに、この領域のみならず、文字の音読読解には複数の皮質領域が関与し、それらのネットワークによって文字を読むことができます。このネットワークも左半球で構成されており、ブローカ野、ウェルニッケ野のみならず、文字単語の視覚分析から文字列の特定に後頭・側頭葉（視覚語形領野）が関わり、その文字から音韻記憶に変換する上側頭葉、下頭頂小葉、そして、語彙[7]と意味記憶を結びつける側頭葉外側部などが関係します。こうした文字は図2.10のように二重処理経路を介して認知されていきます。

他方、近年になって一部問題視されているのがディスレクシア（dyslexia）です。これは学習障害の一つとして認知されている症状であり、一般知能に特に問題がないにもかかわらず、文字の読み書きの学習に困難性がみられる障害をさします。この障害も視覚機能や一般知能に問題がないにもかかわらず、文字・単語を読んだり書いたりすることが困難になります。純粋失読は書字障害がないのですが、このディスレクシアではそれを伴います。文字を読む、書くに関する情報の自動的処理が困難になり、その文字を分解したり、あるいは忠実に指で文字をたどらないとわからないといったように、文章を逐語的に捉えることしかできないという問題が指摘されています。音韻を認識できないという問題がみられ、左頭頂葉に隣接する側頭葉の灰白質の体積の低下がみられたり、紡錘状回の一部である下・中側頭回の灰白質が小さいという指摘などもありますが、いずれにしても左半球の言語や視覚的認知に関与する領域の機能不全によって起こると考えられています。

幼児の言語習得・発達のバロメータとして、1語文、2語文、3語文というような表記を用いて、そ

7…42ページ、コラム「語彙」参照

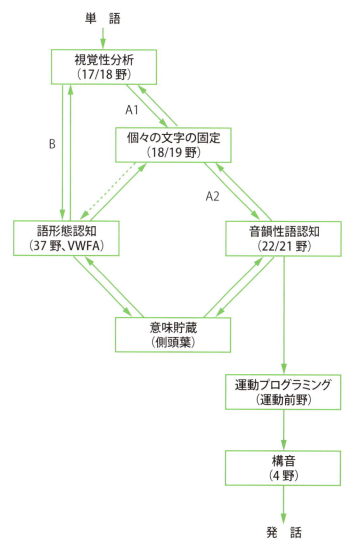

図2.10 ● 文字の読みの二重処理経路
(Sakurai Y et al：Parietal dysgraphia; characterization of abnormal writing stroke sequences, character formation and character recall. Behav Neurol 19：93-106, 2008 より作成)

Column 象形文字と楔形文字

　象形文字とはその名のとおり、ものの形をかたどりながら描いた文字のことであり、写った視覚像を文字化したものです。いわゆる絵を基本とする文字体系のことをさします。「口」「山」などは象形文字とカテゴリーされています。このように日本の漢字は象形文字によって生まれたものが多いわけです（図1）。また、古代エジプトで用いられ、エジプト文字の一つであるヒエログリフ（hieroglyph）（図2）も象形文字として認識されています。

　一方、楔形文字（図3）とはメソポタミア文明で使用されていた文字です。粘土板に楔形の文字を刻み始めたことに由来してこのような名前がついており、最古の文字と認識されています。

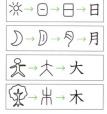
［図1］漢字の成り立ち

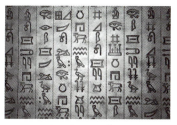
［図2］ヒエログリフ　　　　［図3］楔形文字

の成長を捉えることができます。「私は本を読む」は3語文であり、主語である私（名詞）、術語である読む（動詞）に目的語である本（名詞）の3語を適切な助詞によってつなぐことで文章が構成されています。こうした基本的構成にそれ以外の副詞や形容詞をつなぐことで意味に深みをもたせていくとともに、適切な時制が表現できるように文章を改変・操作していきます。動詞は自動詞、他動詞に分かれていますが、先に示した「私は本を読む」の「読む」は目的語である本が必要なため他動詞になります。

これに加え、「私は彼女に本を渡した」となれば、その動詞（渡した）は、目的語に人（彼女）と物（本）の両者をとることになります。このように複数の項目をもつ動詞になると、より意味処理が必要になるため左下頭頂小葉の活動が高まることが確認され、さらには右下頭頂小葉の活性化もみられています。おそらく右半球の動員は視覚的イメージが図られていると推定されています。文章の意味理解にとって助詞の重要性はいうまでもありませんが、「主格（が）」を判断する時には左中前頭回（46野）、下前頭

Column　語彙

　語彙（lexicon）とは「ある一つの言語体系で用いられる単語の総体」と定義されていますが、ある個人に限れば、その人の使う語の総量を表します。だから、「あの人は語彙が豊富だ」というような表現になったりします。したがって、狭義には個人の脳内に記憶された語に関する知識の総体をさします。よって、語彙力と表現した方がしっくりきます。小型の国語辞書に収載されている語彙量はおよそ6万〜10万語程度といわれていますが、人間の発達の指標として語彙量はよく使われています。個人の語彙量は理解語彙と使用語彙に分けられます。理解語彙とは、ある個人が聞いたり読んだりする時に理解することができる見出し語の集合のことをさします。一方、使用語彙は表現語彙とも呼ばれ、ある個人が話したり書いたりする時に用いることができる語の集合のことをさします。学童期に入るちょうど6歳頃には理解語彙の総量は約5,000〜6,000語、13歳では30,000語前後、20歳では45,000から50,000語ほどといわれています。下に語彙量の変遷を示します。

　会話を構成するのは語彙といっても過言ではありません。語彙量の豊富さは会話を促進させる力をもつとともに、微妙な心の変化を語彙によって伝えることができます。たとえば、何かの対象を「好き」と表現する場合、人や物を対象とした場合、それに対して「心惹かれる」と表現したり、物を対象とした場合は「目がない」と表現したりできます。語彙量が少ない場合は、すべて「好き」となり、なんだか大雑把な表現になりがちですが、語彙量が多いと対象の違いや自分の心情のちょっとした変化を事細かく表現することができます。現代社会の若者言葉として「やばい」という表現がありますが、本来は「危険な」を意味しているものの、「かっこいい」などかなり大きな範疇を表す言葉へとシフト（進化と呼ぶか退化と呼ぶか…）しています。英語でいうと「cool」なんかもそれに相当するのではないかと思います。このように語彙量の少なさと心の微妙な変容に気づかないということとはなんだか関係がありそうですが、このように大きな範疇を意味する言葉の場合、連発されることでいわゆるポピュリズムを形成する語となり、流行語として広く認知されることもしばしばあります。要するに、語彙はその世代・時代を表すものといえますね。

年齢	音韻	語彙	構文	語用	文字
1歳	母語の音韻知覚	100語	1語発話・2語連鎖文		
2歳		300語	2〜3語文	初歩的な会話	記号・図形の弁別
3歳		1,000語	助詞が出現 多語文	自己経験による理解	
4歳		1,500語	複文の使用 語順に基づく文理解	非現前事象の説明	
5歳	音韻分解・抽出が可能	2,500語	重複文の使用 助詞に基づく文理解	話題の拡大 文章による説明	
6歳	音声言語はほぼ完成	3,000語		会話のルールを習得	平仮名の読み書き
小学生 低学年				会話の修正 話題の維持	作文
小学生 高学年		25,000語		比喩の理解	客観的文章 漢字1,000語
中学生	アルファベットの認識				

（足立さつき：言語機能の発達と障害（大城昌平・編「リハビリテーションのための人間発達学 第2版」). メディカルプレス，2014より）

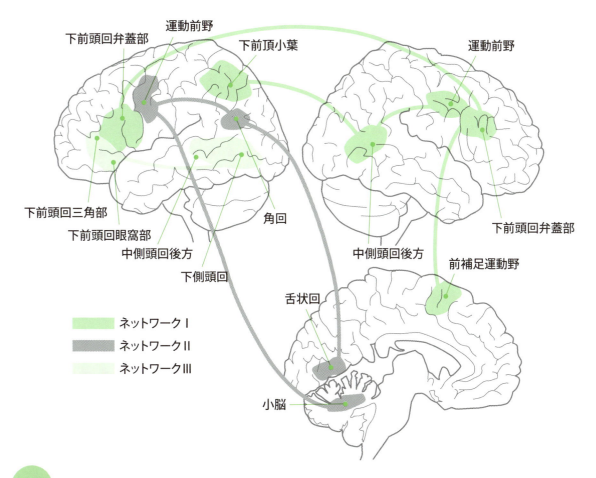

図2.11 ● 言語の文法処理に関わる神経ネットワーク

(Kinno R et al：Differential reorganization of three syntax-related networks induced by a left frontal glioma. Brain 137：1193-1212, 2014より作成)

回（45野）の活性化が高まり、「与格（に）」や「対格（を）」を判断する時には右下前頭回（45野）の活性化が高まることや、主格、対格よりも「属格（の）」を処理している時、左下前頭回（44/45野）に加えて左中側頭回（21野）が強く活性化することが示されています。いずれにしても、共通していることは、このような助詞を処理している際には、下前頭回の活動が高まることであり、この領域、すなわちブローカ野が文法中枢であることはどうやら共通認識のようです。加えて、能動文（○が□を押している）や受動文（□が○に押される）といった文法処理の際にも、左下前頭回三角部／弁蓋部の活動がみられることから、これらの領域は文法処理に関わっていると認識されています。これらの領域がハブとなって、今日、言語の文法処理には図2.11のような3つの神経ネットワークが関与していると考えられています。文は語の連続ですが、文により、ある事実を正確に伝えなくてはなりません。だから、語の連結は一定の法則に従う必要があります。こうした法則を文法あるいは統語（統語論）と呼びます。こ

れに会話となれば、言語性ワーキングメモリに関わる背外側前頭前野（46野）の動員がされるとともに、一定のペース・リズムで言語をつくり発声していかなければならないため、その機能に対しては大脳基底核が関与するわけです。

これまで述べてきたように、文字だけでなく、人間は文字をつないで文章（テキスト）を理解しながら読んだり書いたりすることができます。ただリアルタイムに文字を分析するだけでなく、文脈の理解のためには、前の文字や文章と関連づけながら読む必要が生まれてきますが、このためには、前の文章や文字の記憶と関連づけながら読んだり書いたりといった行為を続けなければなりません。そして、既存の知識と照合しながら、文章の意味を読み取ることもつけ加えながら。文の因果関係、すなわち文脈を読みながら文章を読む際には、これまで述べた脳領域に加えて内側前頭前野や側頭・頭頂接合部（Temporal Parietal Junction：TPJ）（図2.12）の働きなどが加わります。これらの脳領域は、後述する他人の気持ちを推し量る際に強く働き、人間の社会

的認知・行動に関与するところですので、単に字義通りの意味を理解するだけでなく、文章で示された、たとえば登場人物、事柄、時系列における関係、社会的状況などを鑑みながら脳内処理していることがわかります。

一方で、人間はただ文脈を理解するだけでなく、それを別の言葉に言い換えたり、その文章に対して、自らが意味を創造しながら自分なりの解釈を加えて推論を述べたりすることができます。このようなアナロジー（類推）は、人間社会における進化プロセスにとってとても重要であることは第1部で述べました。たとえば、同じ文章を読む際にも、単に読むだけでなく、別の言葉に言い換えながら、あるいはその意味を創造しながら読むこともできます。こうした作業の際には、背外側前頭前野、内側前頭前野、角回、楔前部、帯状回など脳の多くの場所が関与します。面白いことに、別の言葉に言い換えて認知的に表現する際にはワーキングメモリに関わる背外側前頭前野が、推論も含めて意味を創造しながら文章を読む場合には内側前頭前野、楔前部、角回、後帯状回などが活動することがわかっており、これらの領域は、自らの感情操作、他者の心の想像、さまざまな感覚情報への置き換え、そして比喩などに関わることから、一定の規則で処理する認知活動とは異なり、自らの内的な意識と結合させながら文章を読んでいることが想定されます。こうしたプロセスを人間はもつことによって、想像力や創造力が自らの意識として巻き起こり、先人たちの残したものを改変させ、より良い方向へと生産や開発が

行えるのではないかと考えられています。つまり、想像や創造は言語（内言語を含む）を用いて、そしてそれをつないで予期を働かせたり、言語同士を結んだり、言語を用いた捉え方を変換したりと、文字や記号を用いたアナロジー能力を活かすことで、そして、それに自らの感情や他者の心の理解や共感といった非言語コミュニケーションに関与する要因をハイブリッドに結びつけることで、人間はさまざまな文化・文明を築いてきたといえるでしょう。とりわけ非言語コミュニケーションの有無は語彙の多さに関係、すなわち言語の学習に関与することが確認されており、その重要性が改めて認識されています。

文章の創造は、人間にとって思考の源であるアナロジー能力を大いに発展させました。有能なシェフはある食材を見て、「この食材とあの調味料とあの調味料を合わせれば、このような味になるのではないか？」と、まだ見ぬ、そして味わっていないものを想像し、その工程を創造します。こうしたものづくりにアナロジー能力が欠かせないわけですが、身近なシチュエーションでも大いにこの能力は活かされています。たとえば、「学業成績をあげるためにはどうすればよいのか？」「彼女／彼の気を引き寄せるためには、どのような行動をとればよいのか？」などと頭の中でシミュレーションできるのも、人間がもつアナロジー能力のおかげです。実験計画を立ててそれを行動に移すのも、鳥の羽を布団に利用しようと想像するのも、すべてアナロジー能力によるものであり、この発展を人間は培ったため、地球上でもっとも知性ある生物に進化・成長し

図2.12 ● **自己認識と社会性に関わる脳領域**
自己認識と社会性には脳のさまざまな領域が関わります。そしてシステムを構築することで、適切な社会的な行動を導きます。

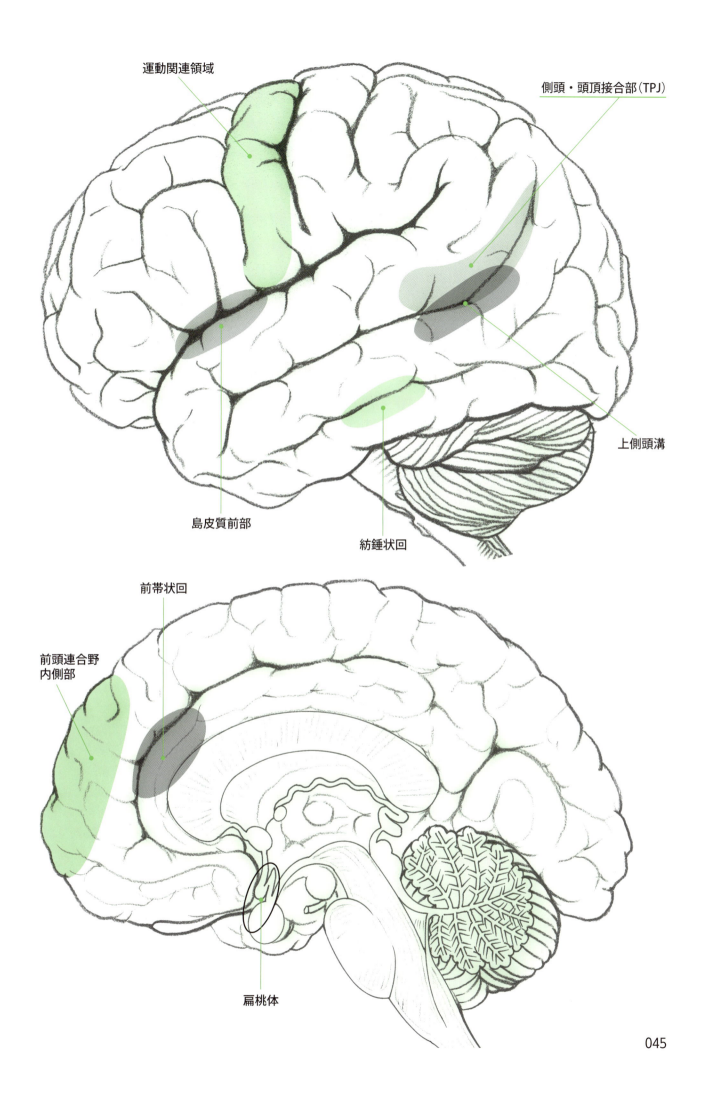

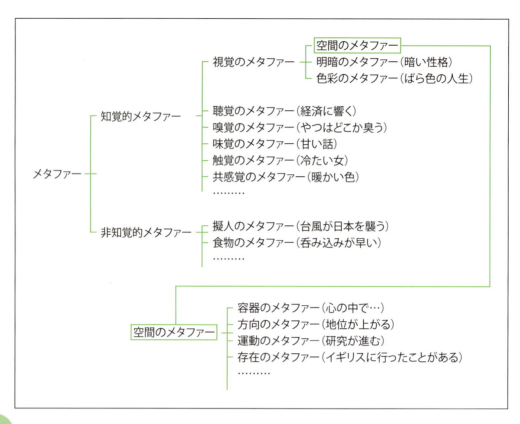

図2.13 ● メタファーの分類
(瀬戸賢一：メタファー思考. 講談社現代新書, 1995より)

てきたわけです。

　アナロジーに基づいた言語表現にメタファーがあります。「ギターのネック」のネックはメタファー表現ですし、もっと身近なところでいうと、「彼の性格は明るい」の明るいはメタファーが用いられています。明るいは光を表現する形容詞ですが、性格といった見えない内面を光に表して表現すると、「彼の性格が明るい（暗い）」となるわけです。今日、人間社会にはこのメタファー表現があふれています（図2.13）。メタファーは説明を短縮させ、一瞬にその全体像をイメージできるように用いられています。さまざまな感覚情報に置き換えたり、それを多様に言語表現することから、これに中心的に関与する脳領域は多種感覚統合に関与する角回であると考えられています。

　人の社会においてこうしたメタファーの重要性を説いたのがジョージ・レイコフです。彼は認知言語学といった学問体系をつくるとともに、マーク・ジョンソンとの共著『Metaphors We Live By』において、メタファーが人の日常言語に溢れていることを強調しました。そして、人の抽象的な概念能力は、自己の身体経験に基づいたメタファーの拡張によって可能になると主張し、身体化認知（embodied cognition）という言葉を生み出しました。身体こそが言語を生み出す源とするこの理論は、しばしばチョムスキーの脳の中に生得的な普遍文法があるという考え方と対比され、人はなぜ言語を生み出すのか？という問いに対して、今なお議論の中心に据えられています。

他者の心を読み取るシステム

人間のコミュニケーションには、先に示した言葉を用いて意思を伝達するといった手段のみならず、同時に他者に対して非言語的要素を伝達しています。たとえば、発話に付随する抑揚、しぐさ、表情などがそれに相当します。加えて、その背景にある身だしなみや化粧なども非言語コミュニケーションに含まれ、それら背景要素を含めて他者に情報が受け渡されます。たとえば、あるプレゼンテーションを聴講している際、まったく抑揚のない発話を聴く場合と、抑揚が含まれている発話を聴く場合では、その印象だけでなく、注意や学習にも影響してしまうことは経験上誰もが知っていることでしょう。もちろん、抑揚を含む場合が対象に対して注意を焦点化しやすく、かつそれが学習環境として適していることはいうまでもありません。そして面白いことに、最終的にはその者（プレゼンター）に対する信頼度にも影響します。他方、しぐさに目を向けても、まったくプレゼンターが動かないプレゼンテーションを見聞きするよりも、適宜ポイントとなるところで身体運動が発現することで、その内容が理解しやすくなるという経験もあることでしょう。しかしながら、その一方で、過度に動くことでそれを見ている側が疲れる場合もあり、逆に悪影響を及ぼすこともあります。後述しますが、見ている側も同じよう

に動きをシミュレーションしてしまうので疲れるわけです。そして、そのしぐさや表情、そして抑揚などが怒りなどの感情を示している場合は、規律は正されるものの、リラックスして聴講できないあまり、かえって学習効果が出ない場合もあります。要するに、言語と非言語が時間的によりマッチングしていればより相乗効果をもたらし、理解を促進させ学習効果を高めるわけです。

このように、非言語コミュニケーションは言語と互いに相互作用を起こします。それは相乗効果をもたらす場合もあれば、その逆もあります。たとえば、言語と非言語（表情やしぐさ）に矛盾が生じると、その矛盾を示す者に対する信頼度が低下します。具体的には、言葉によってポジティブな内容を他者に報告しても、その表情がネガティブに曇っていたら、人間はそれを矛盾と捉え、その者の言葉を信用せず、非言語の情報を信用することがあります。あるいは、「元気？」と問いかけて、「元気だよ！」と相手に応答されたとしても、歩く姿勢からその明るさがみられなかった場合、「この方は元気でないな、なにか無理しているのではないだろうか？」と推測を立てることもしばしばあると思います。このように、日常生活において人間は言語と非言語の一致・不一致を査定し、その査定に基づき、

047

他者の言動や行動の細部を捉えようとしているわけです。

こうしたように、非言語要素は私たちの背景にある感情や意図を他者に伝える特徴をもっています。たとえば、外国で言葉が通じないながらも、店先のショーケースに入っているケーキを買わなければならない時、その意図を相手に伝えるために欲しいケーキに向けて「指さし」を行います。それとともに、その店員に対して視線を合わせます。そして、その意図を適切に伝えるために、あるいは相手の注意を喚起するために、時に笑顔をその相手に提供するかもしれませんし、逆にお願いしますといわんばかりの表情を提供するかもしれません。このように非言語コミュニケーションは、普段の日常生活でふんだんに用いられています。そして、それを利用した方が相手に情報を伝達しやすいことを人間は幼い頃からの指さしの経験を通じて知っているわけです。

日常生活における非言語コミュニケーションに関わる神経メカニズムには多くの脳領域が関わっています。なかでも、他者に共感するという意識は非言語要素に欠かせません。他者に対する共感は大きく2つに分けられます。一つは他者の感情状態を理解するという認知的共感、そしてもう一つがその状態を共有する、あるいはその状態に同期するという感情的共感です。前者は比較的意図的なプロセスを含んでおり、情報処理の方向性としては基本的にトップダウン型の処理です。だから認知的バイアスも大いに影響してしまいます。これに対し、後者の感情的共感は、情報処理の方向性としては基本的にボトムアップ型の処理になります。このように共感体験は感情的・認知的に分けられ、「心の理論」は認知的共感の基盤をなし、感情的共感はシミュレーション処理を基盤としています（図2.14）。

会話相手の喜怒哀楽といった感情を読み取り、それに感情的に共感する際、もっとも活躍する脳の領域が扁桃体（図2.15）です。扁桃体は本能行動を司る大脳辺縁系に属していますが、その主な役割は自らの感情を起こすための発火点になることです。外部あるいは内部からの感覚情報は、大脳皮質の感覚野や視覚野、あるいは聴覚野に入るだけでなく、扁桃体にも入っていきます。こうした感覚情報をきっかけに人間は感情をつくりだしますが、その際に強く働くのが扁桃体です。この扁桃体は自分自身の感情の発火点になるだけでなく、他者の感情を推測する働きをもっています。扁桃体の機能不全によって起こるウルバッハビーテ病を有した患者は、自己の感情の惹起が乏しくなるだけでなく、他者の表情からその者の感情を読み取る能力も低下することが確認されています。したがって、扁桃体は自己の感情に照らし合わせて他者の感情を共有する働き、すなわち共感能力に関わっていると考えられています。共感能力は人間社会において連帯するという意識を生み出します。身近なところではfacebookの「いいね」がそれに相当しますが、国家樹立や主義の構築など、人間社会におけるコミュニティ形成において、共感は人間がもつとても重要な能力です。メディアはこぞって視聴率合戦を繰り広げたりしますが、その際、「人々の共感を得るためには」と日々その戦略を練るわけです。こうした共感は社会性を構築する人間にとってはかけがえのない能力ですが、一歩間違うと同調しすぎるあまり盲目的になり、それによって自他区別の意識が働かなくなります。ゆえに、違った志向性をもつ人間に対して攻撃的になったり、無視したりと、自分と異なる信念をもつ人間を排除しようとする志向性が働くことがしばしば人間社会にはあります。扁桃体の容積が大きいほ

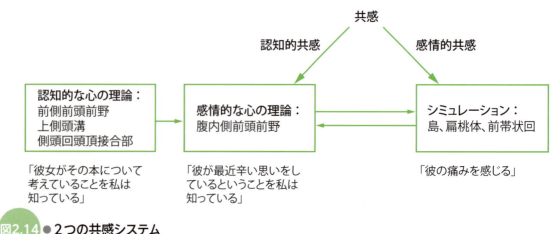

図2.14 ● 2つの共感システム

(Decety J et al : The social Neuroscience of empathy (「共感の社会神経科学」(岡田顕宏・訳). 勁草書房, 2016より))

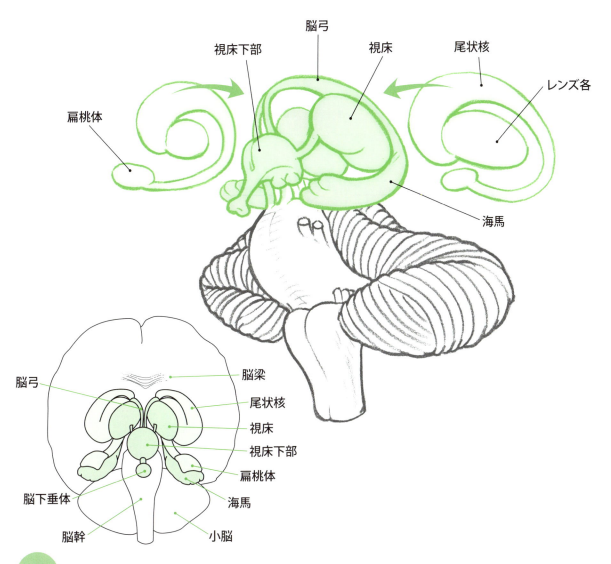

図2.15 ● 扁桃体
大脳辺縁系にある扁桃体の位置関係は、本能行動という重要な役割に関わると同時に、大脳皮質によって生み出される高度な認知活動の土台としての働きも司ります。イラストでは扁桃体を単純な形で描いていますが、実際のものは極めて複雑です。左下の図は脳を正面から見た時の扁桃体の位置関係を表しています。
(ロバート・オースタイン, 他：脳ってすごい!. 草思社, 1993より, 原画を参考に作画)

ど保守的であるという実験データもあります。このような問題を解決するために、一歩引いて自分を観察し、客体化しながらクールに見つめるといった能力であるメタ意識が必要になります。

感情の推測や共感のみならず、人間は相手の意図を認知的に読み取ることで社会的コミュニケーションを円滑に導きます。相手の意図は動きから推察することができます。動かない、ましてや顔の筋肉が動かない無表情な写真からその意図を推察することが難しいのは周知の事実でしょう。無表情な顔を観察している際、おおよそそれを観察している者の感情状態に影響され、その表情を捉えるといわれています。たとえば、観察する側の感情が落ち込んでいれば、その無表情を示す者の状態をネガティブ（たとえば怒っている）と捉えたり、自分の感情がポジティブな方向に高ぶっていれば、その表情を示す者をポジティブに捉えます。

話を「動き」の重要性に戻しますが、たとえば、有名な実験でパソコン上に示された大きい△と小さい△といったアブストラクトな物体が動き始めます（図2.16）。そうすると、その動き方によってそれらが親子関係にあることを推察することが可能です。小さい△の子どもらしき物体が家らしき囲われた空間からなかなか出ない（外出しない）のを見て、大きい△の母親らしき物体がその小さい△をその空間から押し出し、その後小さい△がしぶしぶ囲いから外

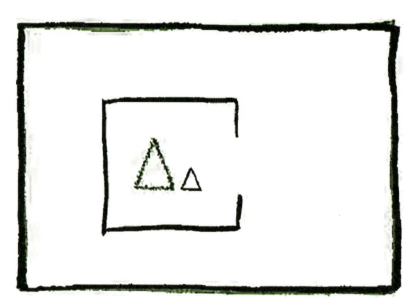

図2.16 ● アブストラクトな物体の動きからその状況を読み取る実験に用いられた動画の一場面
(https://sites.google.com/site/utafrith/research)

に出て時間をつぶすと、大きい△が家から出て小さい△に対して愛情行動（アタッチメント）を行っているように見える動画です。それはあくまでも小さい△と大きい△が動くだけにすぎませんが、その動きに秩序があるように捉えることで、言語を用いてその状況を人間は考察することができます。しかしながら、小さい△と大きい△がまったく動かなければそのような考察をすることができませんし、その動きが無秩序であっても、動きから意図を抽出することができないため考察することができません。つまり意図を検出するためには動きが必然であるとともに、その動きが生物的に自然なものであるかが重要な要素となるわけです。この生物学的な動き（biological motion）から意図を検出する際に働く脳領域が、上側頭溝（superior temporal sulcus：STS）です。たとえば、図2.17のように点の集まりでしかないものが、同時に動き始めるとそのものが歩いていると認知できるのも、この領域の働きによるものです。

扁桃体の働きによって相手の基本的感情を読み取るきっかけができるとともに、上側頭溝で動きから意図を読み取ることをしつつ、それらを統合し感情と意図との間の整合性を検出しなければなりません。その際に働く領域が眼窩前頭皮質です。ここには自分自身の感情情報も扁桃体を通じて入ってきます。眼窩前頭皮質は情報の整合性を捉え、その情報を背外側前頭前野に送り、すぐさま適切な行動に移すことができます。たとえば、電車内で高齢者に席をゆずるといった行動を起こすことができるのも、この神経ネットワーク（図2.18）の働きによるものです。

他者理解には人間がもつ視点取得[8]（perspective taking）の能力も関わります。視点取得とは他者の感情に対して共感するだけでなく、他者はどのような意図をもっているのか、どのように行動をとるのか、他者から自分はどのように見られているのかを考えることができる能力を総称する言葉です。人間が小説を読んだり、映画を観たりしながら主人公の気持ちを察するとともに、その後どのような行動をとるのか、その二人の関係性はその後どうなるのかなどをリアルタイムに捉えることができるのも視点取得能力に基づいています。つまり、自分から見ている世界といった自己中心的視点だけでなく、相手が見ている世界を捉えるといった脱中心化の意識をもつという能力のことであり、発達心理学者のジャン・ピアジェは表象的に思考できる能力を身につけることによって、このような視点取得能力が獲得できると考えました。ピアジェによって作成された有名な課題に3つの山課題（図2.19）があります。これは自分から見ている山だけでなく、対面にある人形からはどのように山が見えているかを考える課題であり、他者からはどのように見えているのかを分析する能力の芽生えは、相手の立場になって考えるという素地になると考えられています。

このような視点取得には、自分が見ている世界から他者が見ている世界へと、一人称から三人称に切

[8]…52ページ、コラム「視点取得」参照

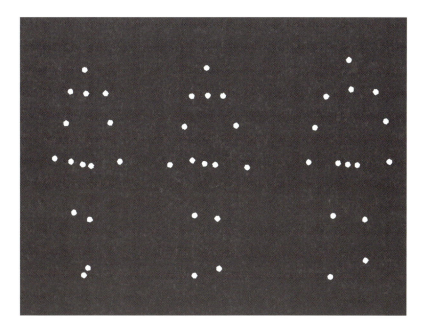

図2.17 ● **生物学的運動（biological motion）**
点の集まりを人間の身体として捉え、この点が動けば、その動きから何を行っているか、その意図を読み取ることができます。
(Johansson G：Visual perception of biological motion and model for its analysis. Percept Psychology 14：201-211，1973より)

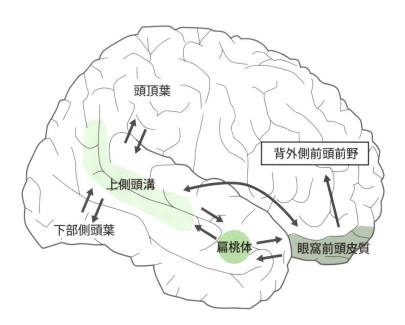

図2.18 ● **社会的知覚（認知）に重要と考えられている脳領域**
上側頭溝領域と扁桃体、扁桃体と眼窩前頭皮質、上側頭溝領域と眼窩前頭皮質は、それぞれ双方向性の投射関係にあります。
(Allison T et al：Social perception from visual cues；role of the STS region. Trends Cogn Sci 4：267-278, 2000より)

り替える必要があります。こうした切り替えに側頭・頭頂接合部（TPJ）が関与しています。側頭・頭頂接合部は利他的行動の中心的な働きをすることから、他者の視点にたつことは、集団行動を円滑に進める意味でも人間の重要な能力といえるでしょう。たとえば、内心は参加することがうれしくないパーティーに出席した時でも、楽しそうに振る舞い、その主催者の気持ちに配慮しながら行動をとることができるのも、社会的な視点取得をもち得ているからです。つまり相手を傷つけまいと嘘をつくことが成長とともにできるようになるわけです。

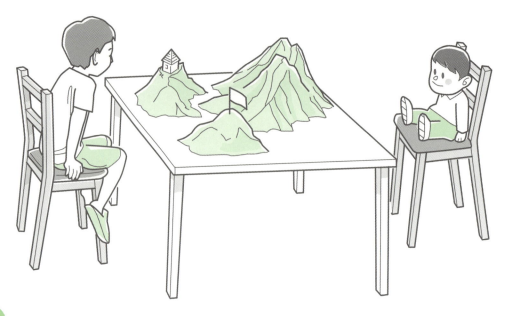

図2.19 ● ピアジェの「3つの山課題」
向こう側の人形から観察した3つの山の見え方は、自己から見た見え方とは異なるかを想像させる課題。

Column 視点取得

　心理学者のジャン・ピアジェは3つの山課題と題する課題を考案しました（52ページの図2.19参照）。これは自己ではなく、対面に座った他者（図は人形）からはどのように山が見えているか、それをいくつぐらいから想像することができるかといった課題です。いわゆる視点取得（perspective taking）の発達をみる検査の一つです。また、下図は、視点取得課題の一例です。この課題は、対象者に対して次のような言語指示を与えます。あなたはラックの手前に立っています。ラックの向こう側では、男性があなたに向かって「1番大きなコップに触れてください」と指示を出しています。この課題を遂行する際、1番大きなコップは色線の丸で囲んだコップですが、この条件では、指示を出している男性からはそのコップが見えていないことに気がつく必要があり、そして、男性が言っている1番大きなコップとは黒い丸で囲んだコップであると認識することが必要です。このような課題を遂行し、他者視点を獲得するためには、脳の側頭・頭頂接合部（TPJ）の働きが重要であるといわれています。

　視点取得は前述した空間的なものだけでなく、心理的なものもあります。心理的な視点取得とは、ある出来事が他者にはどのように経験されるかということを認知的にイメージすることです。こうした能力によって、他者の心の中に自己を置き、その視点から他者を理解することができます。心理的な視点取得にとって先の空間的な視点取得は基礎となると考えられています。心理的な視点取得は役割取得能力とも呼ばれており、他者の知覚、感情、思考を自己の立場からだけでなく、他者の立場からも理解する能力全般のことを意味しています。この能力は人間の行動の社会的な意味の理解に強く関わり、自己の起こした行動が他者にはどのように影響するか、あるいはどのように理解されるかなどをシミュレーションするために必要であり、円滑な人間関係の構築や、自己を社会の中に位置づけるために欠かせない能力と考えられています。すなわち視点取得は二者関係の水準から、集団あるいは社会の視点を含む社会システムの水準へと発達し、二者間の関係性よりも集団の視点を優先するようになっていきます。職場内のコミュニケーション行動もそれに依存していきます。誰かに不愉快かつ不条理なことを要求されても、組織全体のことを考えればそれを受け入れることも必要と思い、行動を調整することもそれに相当します。これもいわばコミュニケーション行動なのです。

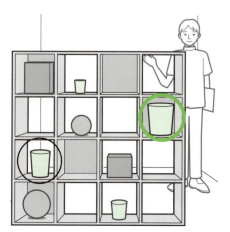

(Santiesteban I et al：Training social cognition: From imitation to theory of mind. Cognition 122：228-235, 2012より作成)

同期し合う身体と心 5

　乳児期に獲得した反射的な第一次循環反応が共感の原点でもあります。たとえばそれは、ある乳児の泣き声に触発され、別の乳児がそれにつられて泣いてしまうといった反応のことです。その後、人間は模倣や感情の共有、言語を媒介とした自他の意識の連合、そして先に示した他者の立場になって想像する視点取得へと発達していきます。

　他者と空間と時間を共有していると、いつの間にか同じタイミングで同じしぐさになったりすることがあります（図2.20）。たとえば、難しい話をしている時には知らぬうちに同じタイミングで腕を組むなどといった現象のことです。このように行動がいつの間にか相手に伝染することがあります。これは決して意図的でなく、ごく自然に伝染していきます。たとえば、あくびも人間から人間にだけでなく、犬にもうつるといったように種別を超えて伝染することがわかっており、意図的でないことが十分にわかります。

　近年のコミュニケーションにおける相互関係をみた研究では、この非言語要素である「同調傾向」という現象が注目されています。同調傾向とは、先にも述べたように、対人相互作用場面で相互作用者の非言語行動が同期・類似する現象のことです。こうした同調がもたらす影響としては、相手の内面の理解の促進、共感性の伝達から起こるラポール（信頼関係）の形成、そして同調傾向が起こることで話し手の性格や態度をポジティブに感じられることなどがあげられています。

　対人コミュニケーションは音声的因子と非音声的因子に分けられますが、音声的因子は言語的因子（発現の内容・意味）と近言語的因子（発現の形式的属性など）に分類されています。これに対して非音声的因子は、身体動作（視線、姿勢、表情など）、プロクセミックス（対人距離、着席位置など）、人工物の使用（化粧・アクセサリーなど）、そして物理的環境（家具、照明など）に分類されています。このようなコミュニケーション・チャネルの中で同調傾向が確認されているのは、表情、感情を表出した音声、身体動作、姿勢、癖、それに抑揚を構成する反応潜時、発話内潜時、加えて、発話数、発話長、声の大きさ、発話速度、使用言語などです。

　他者の表情や姿勢、動きを自動的に再現し、他者と同調させ、感情的に同一化する傾向を感情伝染と呼ぶように、対話における共感と身体動作の同調傾向の間には関連がみられます。感情伝染プロセスとしては、第一に、互いの表情や身体動作などの行動が時間経過に伴い連動し類似化する傾向がみられます。あくびの伝染もこれに相当し、あくびをしてい

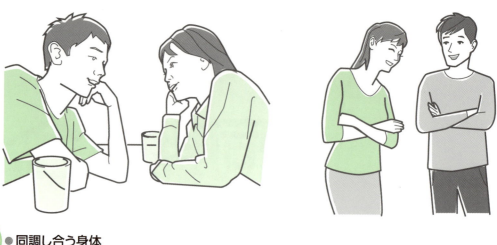

図2.20 ● 同調し合う身体

る写真を見ると、共感に関連する脳の部位（右下前頭回、両側後帯状回、両側上側頭溝、両側内側前頭前野）が活動することがわかっています。

一方で、従来から身体同調には模倣に関連する神経システムである「ミラーニューロン・システム」が関与していると考えられています。ミラーニューロン（図2.21）とは、自己がある動作を行う場合だけでなく、その動作を他者が行うことを観察している場合でも活動するニューロン群のことをさします。人間のミラーニューロン・システムは、下前頭回、下頭頂小葉、そして上側頭溝の神経ネットワークにより駆動すると考えられています。ミラーニューロン・システムが身体模倣に関与していることは、それは手話言語のメカニズムにも通ずるわけで、結局のところ、ミラーニューロンは身体を通じて相手の意図を読み取るために用いられると考えられています。発話に付随するジェスチャーは、その相手に対して自己の意図を示すものですし、他者に与える映像的ジェスチャーは空間的メタファーを表すものになるわけです。たとえば、ショーケース内のケーキを指さすだけでなく、その指をあるケーキからあるケーキまで動かす（移動させる）と「このケーキとこのケーキをください」と相手に自己の意図を伝えることになるわけです。つまり、店員側から見れば、客の手の動きから内言語を表出するため、これには視覚から音声言語に情報を変換する必要があります。つまり、その変換過程において他者の意図を理解することができれば、相手の身体的サインからその内容に内的に同調する瞬間ということができるでしょう。

言語コミュニケーションの理解を含めた発達には、身体が重要な役割を果たし、その際、ミラーニューロン・システムの一翼を担う下頭頂小葉の働きが重要です。音声言語をはっきり聞き取ることができれば、その情報は統合され、整合性が判断され確信となります。人間コミュニケーションにおいて、発話言語に身体は常に付随していますが、それは沈黙しているわけではありません。その動き（動的であっても静的であっても）はさまざまな情報を相手に与えています。かつては無声映画が中心だったわけですが、それが成立するのも、表情、抑揚のみならず身体による動きがとても重要であったことはわかると思います（たとえばチャップリンの映画など）。このように、コミュニケーションは媒体を選ばないわけですが、身体を用いたジェスチャーは、乳幼児期の重要なコミュニケーション手段ですし、この手続きを媒体として、他者の心を読み取る、あるいは他者に意図を伝えるといった人間がもつ重要な能力が獲得されていくわけです。その発達の芽生えが、いわゆる生後9か月頃に現れる指さし（図2.22）になります。ある対象物に関する興味を大人と共有したり、あるいは大人が探しているものの場所を指さしによって教えたりすることができます。指さしの産出量は発話の産出量と関係があり、早期（1歳児）の指さしは、長期的な言語発達の予測になると考えられています。指さしは相手の意図を読み取る、そして相手に意図を伝える際の重要なコミュニケーション行動ですが、その際、指さす対象に対して視線が一致しているかも重要になります。そして、その視線が対象物だけでなく、それを示したい相手に向けられることもあります。このような統合手続きを経て、人間は「この人は私にこの対象物を積極的に知らせたいのだな、そしてそれに興味・関心をもっているのだな」と言語的（象徴的）表象を

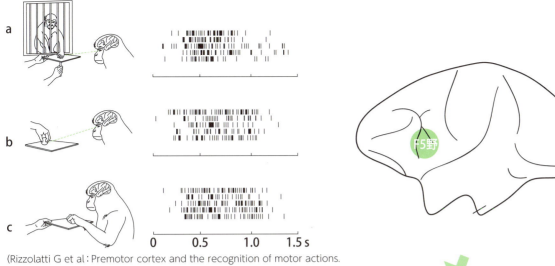

(Rizzolatti G et al: Premotor cortex and the recognition of motor actions. Brain Res Cogn Brain Res, 3:131-141, 1996.: Gallese V et al: Action recognition in premotor cortex. Brain 119:593-609, 1996より，イラスト化)

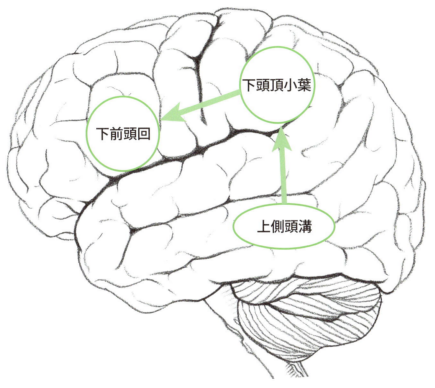

図2.21 ● ミラーニューロン・システム

左上はミラーニューロンが発見された実験で、サルの運動前野腹側部（F5）の神経活動を調べたものです。aは他のサルの握り動作を見ている時、bは人の握り動作を見ている時、そしてcがサル自身で握り動作をしている時の活動で、どれもほぼ同じ様式で活動していることがわかりました。言語野が発達していないサルの場合の「F5」は、人間の場合には認識の司令塔としての前頭葉と、言語野や運動野とが密接している下前頭回に相当します。人間を対象とした実験でもサルと同じような活動が発見されました。他者の行為を見ただけで、そうした行為を自己でした記憶がありさえすれば、あたかもそれを自分でしているかのような経験を生み出すことができるのはミラーニューロン・システムの働きによるものです。

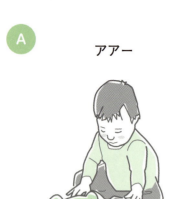
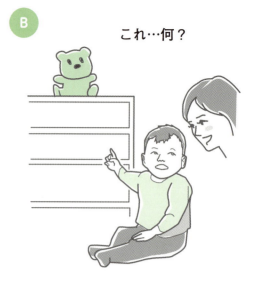

図2.22 ● 手さしと指さし
左はぬいぐるみに対して手を差し伸べつつ、「アアー」と喃語を発声しています。一方、右はぬいぐるみに対して指さしをしつつ、母親に対して視線の追従を求め、その物が何であるかを「これ…何?」と問いかけています。

形成することができます。その一方で、指さした側は、その意図する相手の視線を観察し、同じように対象物をみれば共同に注意をしていることが確認でき、「この人もこの対象物に興味がないわけではない（興味があるのだ）」と言語的に表象することができたりします。このように共同で対象物に対して注意を働きかけることを共同注意（joint attention）と呼びます。この手続きを通じて、他者と認知的に共感できるもの、そしてできないものを学習していくわけです。

　ミラーニューロン・システムは模倣を支える認知メカニズムでもあります。人間社会がコミュニケーションという媒体を通じて文化・文明を維持し、それを伝え改変してきたのは、まぎれもなく模倣能力に基づくものです。その相手に心身ともに共鳴し、それを真似るという行動は、道具を使用する身体をもった人間にとっては不可欠なことです。そして、その時代時代で流行語がいつしか伝染していくのも模倣行動によるものです。模倣は学習するための根本的な手段でもあり、その模倣のためには他者の行為を観察し、それを自己に帰属させる、すなわち自己の運動実行のためのプログラムに照合しなければなりません。その際、その対象者の行為を観察しながら、その行為の結果を予測することが大切になります。行為の結果をあらかじめシミュレーションできることで、人間はその行為に対して共感できるわけです。たとえば、目の前の他者がコーヒーの入っ

たカップに手を伸ばすのを観察すると、たちまち、それを見ている側はその後の運動軌跡、そして惹起されるであろう感覚を予測します。すなわち、それはコーヒーカップを口にもっていき、コーヒーを飲む行為の予測です。そして実際に他者がそのとおりにコーヒーを飲めば、それは予測どおりなのでなんら意識にのぼりません。すなわち同調しているがゆえに意識が顕在化しないわけです。しかし、その他者がそのコップをもって中身のコーヒーを床の上に突然捨て始めれば、私たちはそれに対して「えっ」と驚きます。なぜなら、予測どおりではないため心的に同調できなかったからです。こうした予測と行為の結果の同調性は人間社会における教育効果の源ですし、政治的あるいは宗教的活動のきっかけを与えることになります。

　いずれにしても、模倣は人間の高度な文化を成立させてきた鍵となる学習手段であり、それは同時に社会的認知も進化させてきた大事な手続きです。「模倣する−される」経験や、無意識に模倣してしまう自動模倣によって、相手からの信頼を得るようになっています。同じ行為やしぐさを模倣し合うといった集団内の相互作用は、調和的な集団関係を形成するうえでとても大事で、より団結を強化する役割を果たすと考えられています。「模倣する−される」の相互関係形成がミラーニューロン・システムの活性化や、自他区別の発達に大いに関係します。最近になって、子どもの「やりぬく力（グリット）」

> ## Column ペタゴジーとアンドラゴジー
>
> 　子どもを導くという意味でペタゴジー（pedagogy）という用語が用いられることがあります。ギリシャ語であり、実際には教育、教授法、教育学の別の呼び方です。ペタゴジーの名前はギリシャ語の「子ども」を意味するpaidと、指導者を意味するagogusに由来しています。大人が子どもを教えるということを意味しており、自然ペタゴジーとは意識されずとも、自然と大人が子どもを教育的に導くことをさし示しています。子育ては自然ペタゴジーと呼ぶことができるでしょう。また、学校教育のほとんどは生徒や学生が椅子に座り、教師から生徒に対して情報を与え、社会人や大人の方向に導いていく手段がとられていますが、これらの手続きはペタゴジーに基づくものです。
>
> 　その一方で、自分自身で学んでいく自己完結型学習の手法をアンドラゴジーと呼ぶことがあります。これは、ギリシャ語で大人を意味するanerの連結形andorとagogusの組み合わせからできています。昨今の能動的学習（アクティブラーニング）における自らが問題を提起し、自らの能動的な行動によってそれを解決していく学びの手続きはアンドラゴジーに属します。このような両者の教育的ストラテジーによって、人間は学び、それを生活に活かしています。

がどのようにして養われるかといった興味深い研究が示されました。その研究では、子どもの近くにいる大人（多くは両親）が失敗を恐れず、目標に向かって何度もトライしている姿を観察した場合、それを観察していた多くの子どもが同じように何度も目標到達を試みようとすることが明らかになりました。これに対して、大人がすぐに行動をやめてしまう（あきらめてしまう）場合は、グリットが芽生えないのではないかと示唆されています。このように自然的に子どもを導くことを自然ペタゴジー[9]と呼びます。ペタゴジーとは教育学をさし示し、子どもを「導く」ということが語源にあります。

　今日、運動以外の触覚や情動でも「ミラーニューロンのような」活動がみられることが指摘されています。たとえば、触覚に関する処理では誰かによって他者の身体が触れられている場面を見ると、あたかも自分の同じ部位が接触されているかのように一次体性感覚野や頭頂葉が活動することがわかってい

ます。また、他者が身体的な痛みを経験している様子を見ると、それを観察している脳内では、自己の痛みの知覚や情動に関わる島皮質、前帯状回、扁桃体が活動することもわかっています。すなわち、人間の脳は他者の経験を自己の経験のように処理する性質をもつことから、他者に対して共感したり同調したりすることができると考えられています。

　いずれにしても、身体動作の同調傾向や模倣には、ミラーニューロンに関わる神経ネットワークが関与している可能性が十分に考えられています。その一方で、模倣を状況によって抑制する際には内側前頭前野と側頭・頭頂接合部（TPJ）の活動がみられることが明らかになっています。これらの活動は状況認知や自他の区別に関わっていると考えられ、他者と「同調できるものもあれば、できないものもある」、そしてそれであってもうまく社会を構築していかなければならない（感情コントロール）といった集団生活における自己意識やメタ意識に関与していると考えられています。

9…57ページ、コラム「ペタゴジーとアンドラゴジー」参照

6 自己意識あるいはメタ意識から成り立つ人間社会

「己を知る」「深く自分を理解する」「なぜ自分を知ることが大事なのか？」など、現代における人間社会には、このような自己に向けた意識の重要性を説いた啓発本が多くみられます。先に示した共感能力と自己をモニターするセルフ・モニタリングの間には関係がみられます。セルフ・モニタリングとは対人場面において、自己の行動と他者の行動をモニターしつつ、自己の行動を状況に合わせ変えていくというパーソナリティ特性のことを表す社会心理学用語です。特に初対面の時にはこのモニタリングが活発に働くわけで、相手の言動から情報を集め、それに合う言葉を考え、かつ相手に合わせながらもっとも適していると考えられる印象を与えようと自分自身の意図をその相手に表現したりしますが、こうした一連のコミュニケーション行動は、まさに自己と他者を調整するためにとられています。

セルフ・モニタリングは先にも示した言語を媒介とした視点取得といった高度な認知的要因を含むものであり、コミュニケーション行動場面では、セルフ・モニタリング能力は反応潜時の素早い同調傾向に正の影響を与えます。こうした反応潜時は、感情的共感よりも認知的共感に関連をもちます。

他方、自己意識（self-consciousness）とは、視点を自分の外側に移動させ、そこから自分を見る能力のことです。フランスの哲学者であるルネ・デカルトが発した「我思う、ゆえに我あり（I think, therefore I am）」という言葉は、人間としての自己意識の存在を明示したものになりました。つまり自己意識とは自分という存在の本質をさし示すものであり、自己が自己に向けたコミュニケーションともいえます。

近年になって自己意識の高い者はセルフ・モニタリング傾向が高いことが示されてきました。その意味でいえば、セルフ・モニタリング傾向が高い者は、自己理解に優れているといえるでしょう。自己意識とは自分自身に向けられた意識のことですが、それは2つの側面から成り立っています。一つは公的自己意識（public self-consciousness）と呼ばれるもので、これは他者から観察することができる自己の容姿や振る舞いについて意識を向け、それに対して理解することです。先に示した視点取得における他者から自分はどのように見られているかを意識することを表します。人間が人前に出る時に化粧をしたりおしゃれをしたりするのも、こうした公的自己意識をもっているからだと考えられています。公的自己意識が強い者は、他者に観察されたり注目されたりする経験を多くもつといわれています。自分の振る舞いや言動を後になって映像などで確認した

りすることは、公的自己意識を高める誘因となりま
す。これに対して、他者から観察できない自己の内
面である感覚、感情、思考、信念、思想などに目を
向けることを私的自己意識（private self-con-
sciousness）と呼びます。この私的自己意識は、自ら
の心に目を向ける手続きといえ、その際、自らの身
体反応（呼吸、心拍、発汗など）と認知的な意識を統
合させていきます。こうした身体の中に存在する内
受容性感覚が大いに自己意識に関与しており、ヨガ
教育・実践などにも用いられています。他方、私的
自己意識は自己内省にも通じることから、日記を書
くなどはその意識を高める誘因になります。このよ
うに、自分の感情や意識に向ける手続きは極めて認
知的な手続きになります。アレキシサイミア（alex-
ithymia）という症状があります。これは失感情症と
訳されますが、実際に感情がなくなるのではなく、
あくまでも自分の感情を自覚し、それを認知するこ
とができない症状です。こうした症状から考える
と、感情はそれを認知することができるからこそ、
感情となり得るのではないかと思います。

　自己意識とは何か？それは哲学者・科学者の永遠
のテーマでもあり、人間らしさの象徴でもあるがゆ
えに、この仕組みが解明されてくるとロボットや人
工知能にも自己意識に近いものが備わっていくとい
う可能性が十分に考えられます。これはいわばパン
ドラの箱的な研究テーマでもあるわけですが、その
脳内基盤は不明確なままであることも事実です。
ギャラップによって開発されたマークテストは、狭
義の自己意識を調べる方法として有名です。このテ
ストは鏡を見たことのないチンパンジーを対象に、
鏡の中の自分自身を見せた場合、どのような行動を
とるのかを観察したものです。実験ではチンパン
ジーを対象に、そのチンパンジーに麻酔をかけ、そ
の間に顔に赤い塗料を塗り、麻酔から覚めた後、そ
の塗料に対して気づくかを調べたものです。結果と
して、鏡を見せる前は赤い染料をほとんど気にしな
いのに対して、鏡を見せた後はその部分を頻繁に触
れることが観察され、鏡を使うことで自己に対して
行動が向けられる、すなわち自己認識があることが
わかりました。近年では、人間が自己の顔を観察す
ると右下前頭回や下頭頂小葉がその処理に関与する
といわれており、自己を認識するのは右の前頭 - 頭
頂ネットワークであることが示されています。

　いずれにしても、このように霊長類では自己認識
があることが研究によって明らかにされており、自
己に向かう意識は少ないながらも、人間以外でもそ
れはあるといわれています。しかしながら、チンパ
ンジーであっても先に示した公的あるいは私的な自

己意識が高度に発達しているとはいえません。とり
わけ人間の場合は、その自己意識をさまざまなコ
ミュニケーション行動に役立てるという特徴があり
ます。

　コミュニケーション行動において、自己と他者の
関係性を調整するために用いる手続きがあります。
これをメンタライジングと呼びます（14ページのコ
ラム参照）。これは「心的状態と関連づけて他者の行
動を理解し操作すること」と定義されており、その
神経基盤として側頭・頭頂接合部（TPJ）、内側前頭
前野、内側後頭葉があげられています。この領域は
他者だけでなく自己の心情を内省した時にも活動
し、なかでも内側前頭前野が自己のメンタライジン
グに中心的に関与するといわれています。これらの
ことから、対話時におけるセルフ・モニタリング傾
向の高さと内側前頭前野の働きには十分な関係性が
みてとれます。こうしたメンタライジングやセル
フ・モニタリングは、人間社会に一定の秩序をもた
らします。その際、意識に内在するメタ意識を用い
て関係性を構築することがあります。メタ意識とは
「意識に対する意識」のことで、自己について今こ
のようなことを意識している、ということを意識す
ることです。この意識を用いて自らの言動や行動を
オンラインにもオフラインにも内容分析し、それに
より善悪を決断しつつ、適切と思われる方向に意思
決定させていきます。同義語にメタ認知がありま
す。メタ認知とは、認知を認知することと定義され
ていますが、自分自身を認識するにあたって、自分
の思考や行動を対象にそれについて認知し、つまり
自己を客体化し、その客体の行動や思考を客観的に
把握しようとすることをいいます。こうしたメタ機
能は人間の集団行動における秩序性を構築します。
たとえば、その秩序が自然災害や人災によって乱さ
れれば、この機能を用いて、その問題を解決すべく
調整行動を図るように試みます。すなわち、それが
コミュニケーション行動です。人間社会における協
力関係の維持もこのメタ意識が重要な役割を担って
いるわけです。協力とはただ集まって、同じ意識の
もとで作業を行うというわけではありません。人間
は自己意識を形成できるがゆえに、「自他の意識は
必ずしも同じではない」ということを前提に、過度
な強制のない社会を築くことができるわけです。

　こうした自己意識の形成の発達的源となるのが心
の理論（theory of mind）の形成・発達です。心の
理論とは他者の心を推測し、それを理解する能力を
総称する表現であり、おおよそ4～5歳頃にその初
期段階が獲得されます（図2.23）。この能力のおか
げで、他者にも心が宿っていると考えることができ

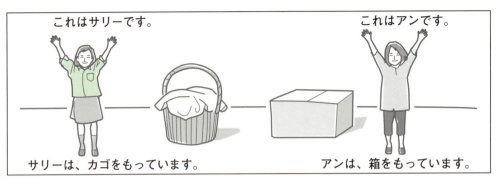
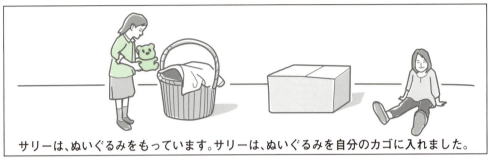
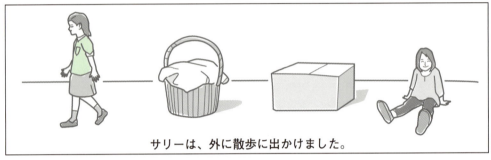
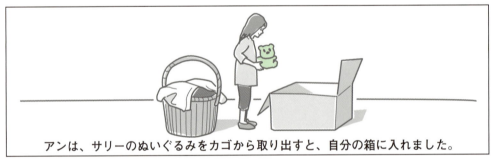
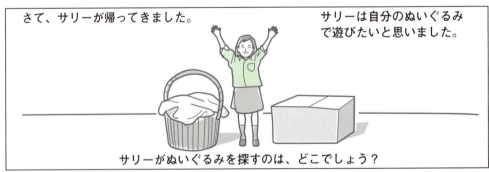

図2.23 ● サリーとアンの課題

シナリオを読んでいくと、サリーはアンがクマのぬいぐるみをカゴから取り出し自分（アン）の箱に入れたことを知らないため、サリーは真っ先にカゴからぬいぐるみを取り出そうとすると予想することができますが、自閉症スペクトラム症候群の場合、真っ先に箱を開けると答える場合が多いことが確認されています。定型発達児では4～5歳でこの課題を通過することがわかっています。すなわち、心の理論の基盤を有していることがわかります。

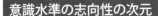
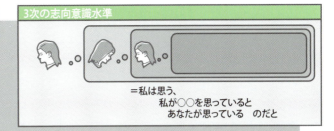
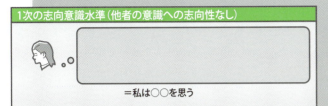
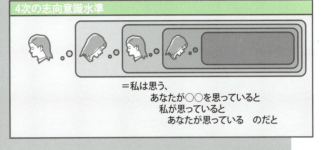
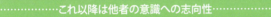
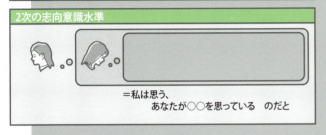
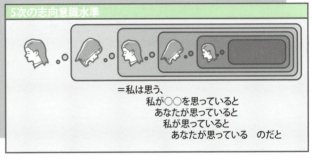

図2.24 ● 意識水準の志向性
（越智啓太・編：心理学ビジュアル百科：基礎から研究の最前線まで．創元社，2016より）

ますし、自分以外の他者が信念をもち得る、あるいは誤った信念をもち得ることを理解することができます。こうした一連の能力を「他者への心の帰属」と呼びます。人間はこの能力をもっているからこそ、信念対立を生み出しますし、その一方で、誤った信念を修正させようという意識を生み出し、教育という文化を社会に根づかせることができました。サリー・アン課題は意識水準の志向性（図2.24）の第1・2水準でしかありませんが、人間はこの志向性を第5水準までもっていると想定されています。この志向性の第1水準は「自分は心をもっている」というレベルであり、「私は〇〇を思う」というように、ここには他者の心に対する志向性がなく、自己の意識のみにとどまっています。第2水準より他者に対する志向性が生まれます。サリー・アン課題をクリアするためには、サリーはアンの気持ちを推し量り、その後のアンの行動を予測することが必要です。すなわち、相手のその後の行動までも予測する範疇を含んでいます。ゆえに第2水準は「相手の心を推察する」ことを含んでおり、この場合、「私は思う、あなたが〇〇を思っている のだと」という文脈になります。第3水準は「私は思う、私が〇〇を思っていると、あなたが思っているのだと」となります。たとえば、会話の中では、『私は「彼女は私が誕生を祝ってほしいと思っている」と思います』になり、文脈を複雑化させます。これが第4水準になると『私は「彼女は、彼女のサプライズ誕生パーティー計画を私が知らないと思っている」と思います』となり、「私は思う、あなたが〇〇を思っていると、私が思っていると、あなたが思っているのだと」というちょっとややこしい表現になります。そして、第5水準は『私は「彼女が、私がサプライズ誕生パーティーを喜んでいることが彼に伝わっていると私が知っている、と思っている」と思います』というシチュエーションになり、これは「私は思う、私が〇〇を思っていると、あなたが思っていると、私が思っていると、あなたが思っているのだと」と言葉にするとなんだかまどろっこしい、よくわからない表現になりますが、この第5次水準まで人間の志向性は存在していると考えられています。いずれにしても、この志向性の意識水準を基盤にしてコミュニケーションは相互的にとられていくものであ

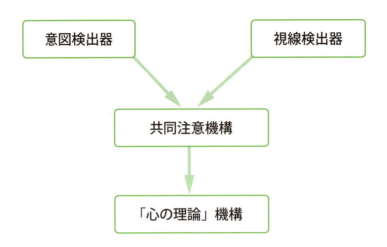

図2.25 ● 心を読むための4つのシステム
他者の動きからその者の意図を検出、他者の視線からその者の興味を検出することができます。すなわち、他者の心を読むためにこれらの2つは基盤になります。加えて、共同注意が働くことで自己と他者が共感できているか、できていないかを感じ取ることができ、自己と他者の心の違いに気づくことができます。これらのプロセスを通じて心の理論が形成され、心を読むためのシステムがつくられます。

り、「相手も自分が考えていることを理解しているのだ、そして自分の行動を予測しているのだ」と相手を理解し、尊重することが大切になります。そのベースラインが第2水準の他者に対する志向性をもつといった心の理論の形成であり、この心の理論の形成は「意図の検出」「視線の検出」「注意共有のメカニズム」に支えられています（図2.25）。その芽生えの代表的な現象が、それらの要因すべて包含する「指さし」になります。

こうした心の理論には社会性に関わる神経ネットワーク（図2.12）が関与しますが、なかでも内側前頭前野、前帯状回はそれに積極的に関わり、時系列における相手の行動予測だけでなく、その後の自分の行動予測にも関与します。内側前頭前野や前帯状回は、報酬価値に基づき、その価値を判断し意思決定する際に働く場所でもありますが、その際、自己の感情コントロールも伴います。たとえば、有名な実験にマシュマロ課題というものがあります。4歳児を対象にした実験ですが、テーブル上にマシュマロ1個を置き、それを食べずに我慢できたらもう1個あげると大人が言い残し、子どもの我慢の程度をみるテストですが、このテストには、「1個よりも2個のほうが得だ、しかし、それは不確実でもある」という心的手続きが内在しています。つまり自己にとっての価値を判断し、報酬を先延ばしするかどうかといった意思決定が行えるかを観察するものです。こうしたプロセスにはその行動を選択した場合の状況予測が含まれており、このような予測能力が社会的な場面ではさまざまに求められます。「嫌悪

感をもつ上司であっても、自分の出世にとっては大事な人間であるために、接触を断つことはしない」というように自己の感情的意識を認知的意識によって覆い被せることによって、偽りの自己を装うといったものも、メタ意識に基づき行動を計画し実践できるからです。

「偽りの自己を装い、もっともらしい行動をとる」、これを言語化したものが嘘をつく行為になります。嘘をつくということは、時制の発達によるもので、過去にとった行動、現在の状況、そして未来に起こるであろう事象、あるいはその中に存在する自己の価値を想像できるからこそ生まれる高次機能です。嘘をつく際に働く脳の場所に腹外側前頭前野があります。腹外側前頭前野は反応の抑制に関わるとともに、社会とうまくやっていく機能をもち得ています。嘘はある意味演じるといった高次機能でもあり、それは自己にとっても、他者にとっても社会をうまく堅持する手段でもあります。俳優の仕事は嘘を演じるというわけですので、映画やドラマといったアナロジーを生んだ人間社会はある意味嘘でつくられているといっても過言ではありません。そして、それを受け入れている人間社会はまさに思考の柔軟化の賜物です。思考の柔軟化に関わる腹外側前頭前野がある意味関わっているのもわかります。その一方で、計画的かつ用意周到な嘘もあります。この場合、とっさの状況で柔軟にうまくやるというわけでないため、背外側前頭前野といったワーキングメモリや行動プランに関与する領域が関わります。同時に、感情をコントロールする内側前頭前野

や葛藤に関与する前帯状回も働きます。面白いこと
に、パーキンソン病という疾患はそもそも大脳基底
核の病変なのですが、病状が進行していくに従って
前頭葉の機能不全が起こり、結果として認知障害が
みられたりします。その際、正直者の傾向が強くな
り、嘘をつかなくなるといったことが示されていま
す。正確には「嘘をつけない」と想定されていま
す。つまり、嘘をつくということは、倫理的な行動
とはいえないものの、ある意味、認知的に優れてい
るということでもあり、嘘がつけるということは、
先の志向性の意識水準では第3次以上であることは
間違いないわけです。

第3部

人間の
コミュニケーション
行動

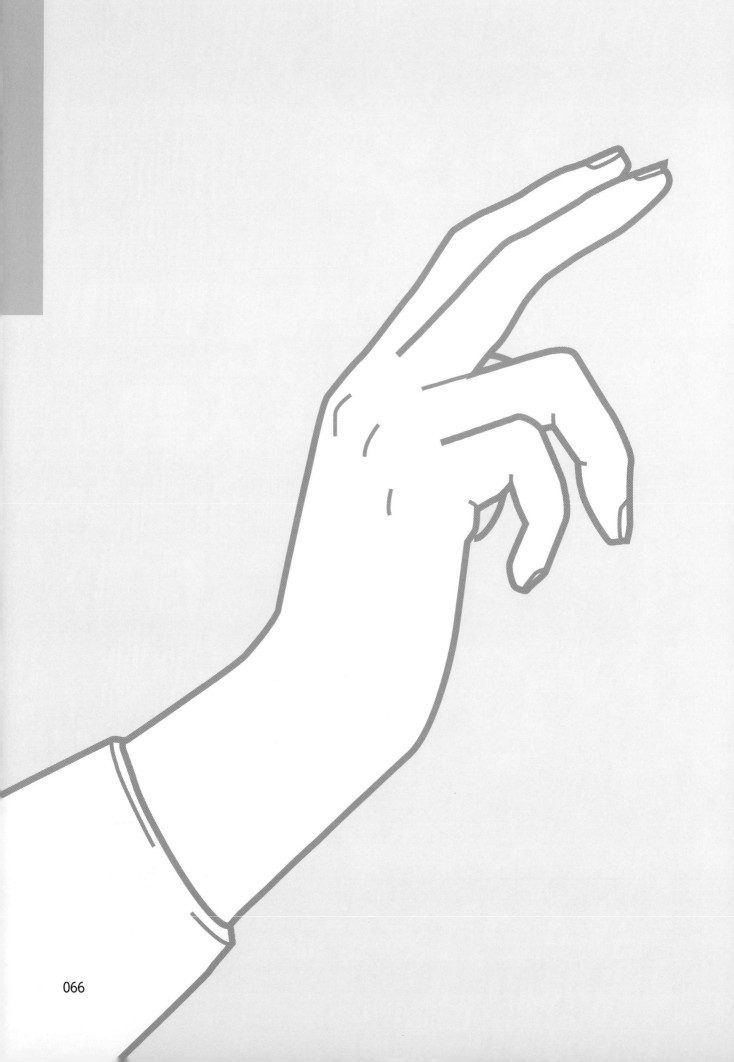

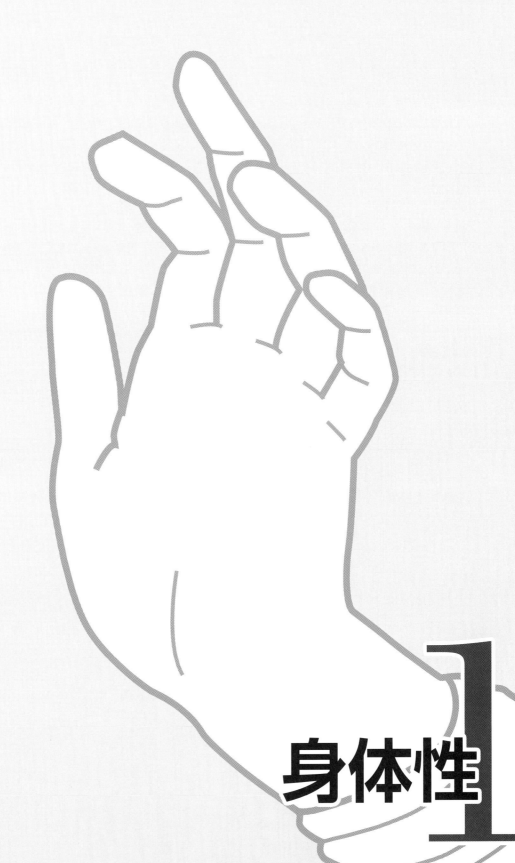

身体性1

人間のコミュニケーションには常に身体運動が随伴し、いわばそれが最大の特徴ともいえるでしょう。ボディ・ランゲージという言葉があるように、音声言語のみに頼らず、自己の意図や感情を自らの身体の動きを用いて相手にそれらをメッセージとして伝えることができます。たとえば、身体のないコンピュータでは、音声言語や文字言語のやりとりでしかないのが、人間にはそれに揺らぎが存在する身体を伴います。

聾者のコミュニケーション行動における手話言語は、身体を用いて自らの意図や感情を伝え、視覚と身体運動との相互作用によって相互コミュニケーションが成立します。その際、身体運動を観察することによって得られる視覚情報を脳内で言語情報に変換することで会話が成り立ちます。一方で、情報を伝える側は、相手の身体運動を視覚的に観察し、その情報から送り手側の意図を読み取り、それに基づいて自らの運動をプログラムし、そして実際の運動を行い、その運動によって今度は受け手から送り手となり、自らの意図や感情を伝えます。この際、内言語と運動の情報変換を脳内で起こすことでそれが可能になります。運動による体性感覚と言語の異種感覚統合の機能を有する脳をもつからこそできるコミュニケーション行動ということができます。つまり、言語（音声言語の場合は聴覚）、視覚、運動などの情報をマルチモーダルに脳内で変換することができるおかげで、手話言語が成立します。このように言語はコミュニケーションの媒体を選ばないところに特徴があります。主に脳の下頭頂小葉がこのような多種感覚統合やそれら情報の変換に関与します。

身振り手振りは手話言語という特異的なコミュニケーション行動にとどまらず、日常生活において日常茶飯事に出現します。人間はコミュニケーション行動をとっている際、身体はある意味絶えず動いているわけですが、その動きはしぐさであったり、あるいは身振り手振りとなり、非言語情報として相手に情報を提供します。たとえば、図3.1には社会的慣習によって起こった手の形が示されていますが、このような身体の動きによって意味が与えられるものをエンブレム・ジェスチャー（emblem gesture）と呼びます。社会的・文化的な活動や関係によって記憶の痕跡がつくられますが、たとえば、図3.1のAのように手で丸を描くと「OK」サイン、そしてBのような手の形であれば「ピース」サインと、その形を視覚分析することで「OK」や「ピース」のような言語に変換することができます。そして前者は「yes」の意味を他者に与え、たとえばそれはある状況下において言語を発生しなくても、相手に返答すると意味の身体表現です。一方、後者は「平和」という字義的な意味をもちつつ、今日の社会では「写真をとる際に起こす慣習的身体動作」と意味的に理解しています。一方で、指さしなどは直示的ジェスチャー（deictic gesture）と呼ばれ、第2部で述べたように、それは自らの意図を音声言語でなく身体運動によって伝えるために用いるわけであり、それに音声言語が随伴すればより意図が強調されて、相手に情報が的確に伝えられます。加えて、よくテレビ番組などで行われるパントマイムのような場合を映像的ジェスチャー（iconic gesture）と呼びます。たとえば、バットを持たずしても素振りしているよ

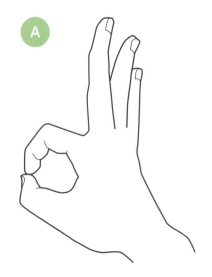
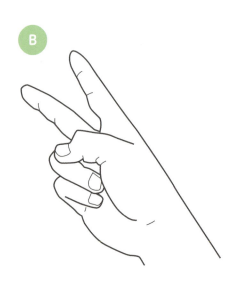

図3.1 ● 手の形

うに身体運動を行えば、それを観察している者は「野球（をしている）」「バットを振っている」とそのジェスチャーから推察することができます。

あるプレゼンテーションを聴講している際、話し手（送り手）のジェスチャーと音声言語が時間的タイミングで一致すると、注意が持続しやすいといった経験を誰しもがもっていると思います。そして、それらが一致すると送り手の意図を強く感じます。これに対して、タイミングがずれたり、あるいは音声言語の強弱が少ないにもかかわらず身体的な動きが大きい場合は不自然さを感じます。このように人間は情報の一致性を好み、この一致性が認知や学習をより促します。ジェスチャーのみならず、視線とある音声言語がタイミング的に同期すると、文脈上それがメッセージとして「重要な情報である」と察知することができます。このように身体を介したジェスチャー、視線、音声言語が情報として一致すると、受け手側は心地良さを感じるとともに、注意の持続が起こりやすいわけです。一方で、それらの情報に不一致が起こると、不快さを感じたり、その不一致を起こす相手に不信感を募らせたりします。この際、一致・不一致の情報処理を行っているのが頭頂葉になります。ボディ・ランゲージ、表情、音声言語の間に不一致を起こした場合、人間はその情報の中から何を信じるか。それに関してはいくつかの研究によって明らかにされています。その結果、音声言語・文字よりも表情、表情よりもボディ・ランゲージを信用することがわかっています（図3.2）。

ボディ・ランゲージは時に同調してミラーリングといった現象を起こします。これは第2部で述べた身体同調によるものですが、身体を介して共感的態度を相手に伝える特徴があります。このミラーリングという現象は、たとえば相手が何かを見れば、自分もそれを同じようなしぐさを用いて視線追従したりすることを示しますが、こうした対象物に対して共同に視線を向けることが共同注意です（図3.3）。共同注意はその者同士の意図が同じ方向を向いていることを表すもので、この現象を通じて互いの信念や感情が同期したり、あるいは共同注意しないことで「それらに共通項がない」、すなわちその者に対して共感できないという意識を起こすことができます。

人間は言語を獲得する前、生後1年を待たず目の前の行為者の動きを真似ることができます。4歳にもなれば高度なダンスもしばしば鏡像でありながらも、模倣することが十分にできます。模倣能力の発達は円滑なコミュニケーションをとるために重要な要素となります。互いに行為を模倣し合い、経験を共有することでコミュニティの形成が生まれたり、集団行動が可能になったりします。また、人間社会における文化的営みや教育も、模倣能力が人間に備わっていることで成立します。「模倣する‐模倣される」経験の連続によって、人間は社会的能力を養っていきます。人間は生まれて間もない段階であっても、模倣することが確認されています。大人が微笑みを与えればそれに新生児は応えるように微笑む、このような現象を新生児模倣（early imitation）と呼んだり新生児微笑と呼んだりしています（19ページの図1.12を参照）。加えて、「模倣する‐される」といった経験は共感や信頼を高めます。模倣

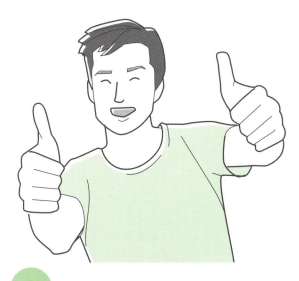

図3.2 ●ボディ・ランゲージ

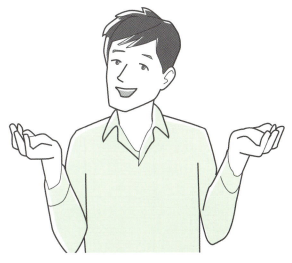

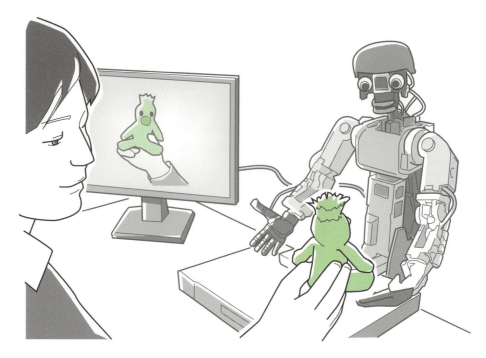

図3.3 ● ロボットと共同注意している風景

はミラーニューロン・システムを基盤に出現すると述べましたが、そのミラーニューロン・システムは、感情的共感と認知的共感のうち感情的共感に強く関わるといわれています。一方で、模倣抑制といったように、必ずしも他者に同調せず模倣することを抑制する場合もしばしばみられます。すなわち、人間は成熟すると文脈に応じて意識的に模倣を出力したり抑制したりするわけです。この抑制の獲得は自他の区別に大いに関わり、それはメンタライジングを可能にします。このようなメンタライジングは認知的共感に関与します。「模倣する－される」の連続性が起こると、それは役割交代をもつことから、後のコミュニケーション機能の発達にとってとても重要なプロセスになります。

いずれにしても、言語はコミュニケーション媒体を選ばないことから、音声言語が使用できない場合は、身体を用いた言語、すなわち手話言語であったり、身振り手振りといったジェスチャーが機能します。音声言語とジェスチャーは相互に連携・補完しながら、話し手（送り手）の伝えたいことをマルチモーダルに相手（受け手）に与えることができるわけです。ゆえに、言語は身体を用いたコミュニケーション媒体を最大限に活用するわけです。さらには、人間のもつイメージや予測は言語を通じて生み出す能力ですが、それは自らの身体経験によって培ったものですから、言語やイメージはまさに身体に宿っているといっても過言ではないでしょう。

身体の中でも顔はコミュニケーションのために重要な視覚、聴覚などの入力機能、そして表情、視線、発話などの出力機能が集中しているため重要であることはいうまでもありません。ロボットが人間と同じようなコミュニケーション行動をとるためにはまさに顔が必須ですが、人間に近い振る舞いをすることではじめて相互関係性の会話が可能であると考えられており、ゆえに、現在のロボットには身体と同様に顔ができてきたわけです。このようなロボットを擬人化エージェント[1]と呼んだりします。近い将来、会話ができるエージェント・ロボットが開発され、臨機応変なコミュニケーションが可能かもしれません。駅の券売機は現在では自動化されており、これも一種のコミュニケーション手段となっていますが、たとえば、その操作に戸惑っている高齢者を見かけた場合、適宜その者を援助するコミュニケーション行動をとることは現代のロボットはできません。このようなエラー回復プロセスは、未だ身体を伴う人間に委ねられており、身体から発せられる非言語コミュニケーションを頼りに、その場その場でコミュニケーション行動を変えるところに、まさに人間らしさがあるわけです。

1…71ページ、コラム「擬人化エージェント」参照

Column 擬人化エージェント

擬人化（personification）とは人ではないものを人の形に表現することであり、比喩の手段の一つです。漫画やイラストは擬人化を用いて表現しているものがほとんどです。人がもつ感情、感覚、言語、身体表現などをイラストで示し、あたかもそのイラストが人として存在しているような意識を生み出します。類似した言葉に擬人法があります。「風がささやく」といった表現のように、人以外のものを人になぞらえて表現する方法のことをさしています。

一方、エージェントとは直訳すると代理人になります。または、状況に応じて利用者の意図に沿った一連の作業を自動的に行うコンピュータシステムのこともさしています。すなわち、意図どおりに実行し、それを利用者にフィードバックする一連の処理過程をエージェントと称するわけです。よって、擬人化エージェントとは、私自身の意図を実行する代理人のことを意味し、インターフェースを通じて複数の擬人化エージェントがやりとりをすることで、擬似的な生活空間を形成することができます。アバターもその方法の一つです。一方、現代社会において、ゲーム空間などでは、その画面に登場する人の形をしたイラスト・アニメが動き、話し、積極的に観察者に対してインタラクションを図ってきたりしますが、これも擬人化エージェントにカテゴライズされます。ゆえに、ヒト型ロボットもリアルな三次元空間における広義の擬人化エージェントの一つとして捉えることができます。

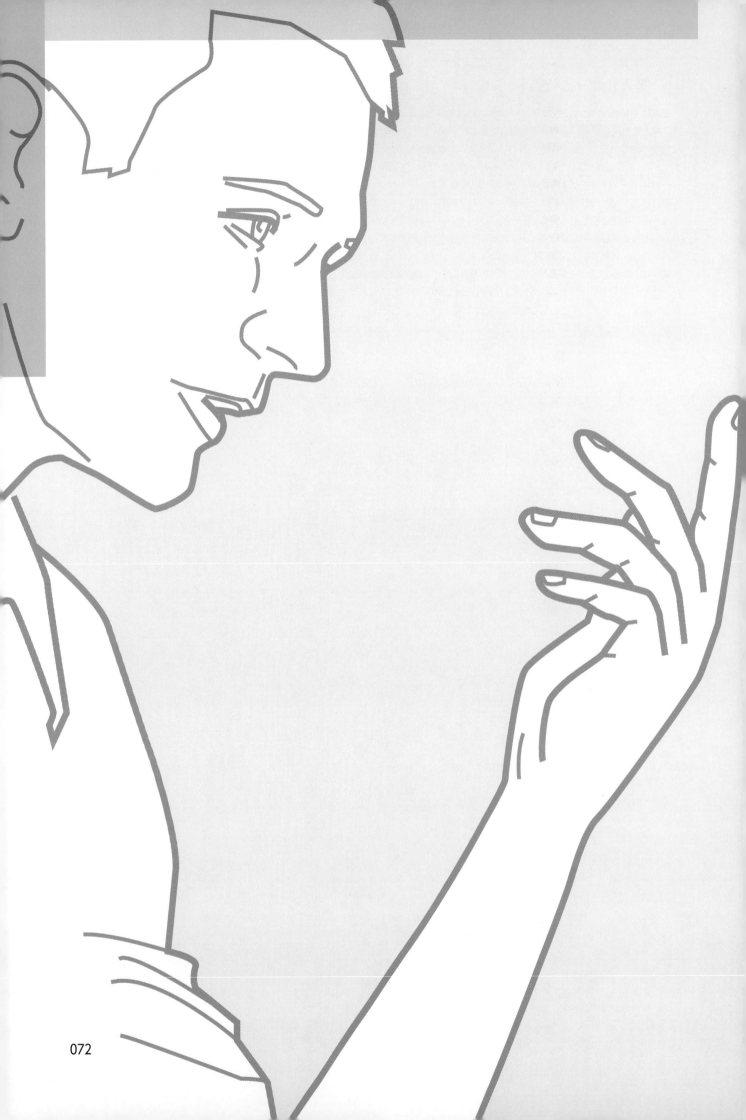

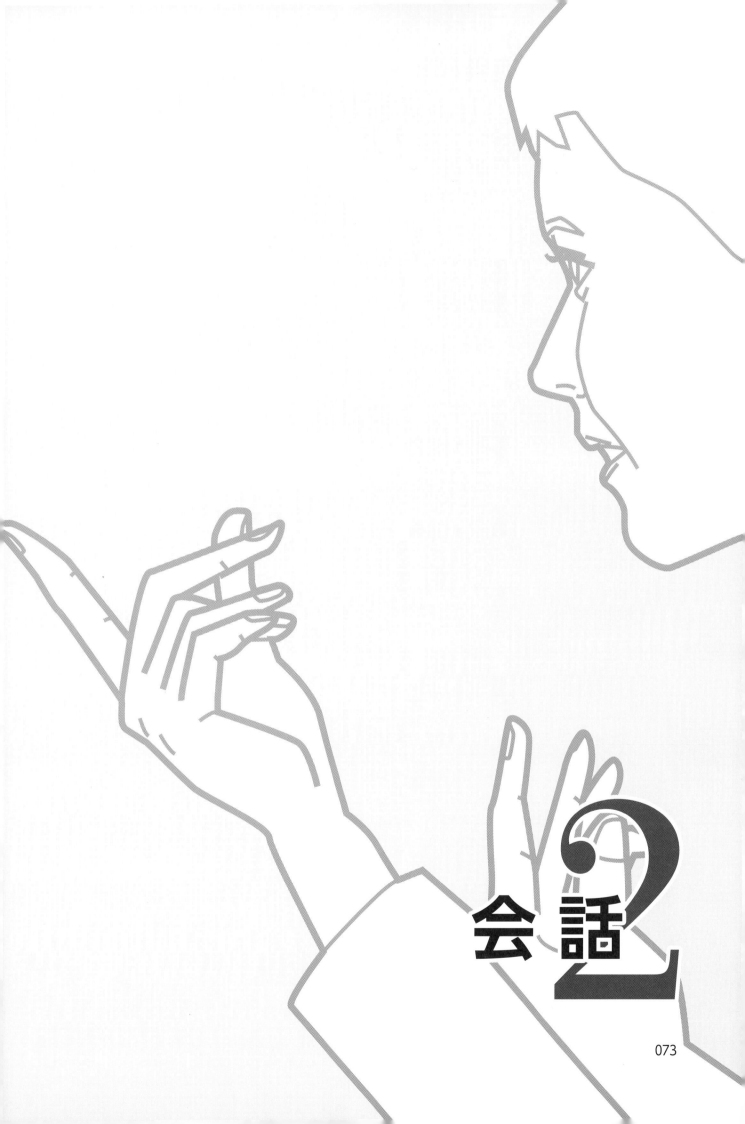

会話は、一方向にしゃべり続けるわけではありません。随時起こる話し手と聞き手の交代に、会話としての特徴があります。そこには一定の秩序が必要になります。だから、言葉のキャッチボールと呼ばれているわけです。キャッチボールは向かい合った2人が互いにボールを投げ合う、あるいはそれ以上の人間同士が互いにボールを投げ合ってボールを回すところに特徴がありますが、相手に対してボールを投げる時には、必ずそのボールをキャッチしやすいように心がけて投げます。その際、相手のボールを受ける能力・スキルに合わせて投げる速度を調整したり、空間を調整したり、投げ方を調整したりすることがキャッチボールの成功には重要です。そして同時に、相手がきちんとキャッチできることを期待することも重要です。

　同様に他者との会話のキャッチボールにおいては、単に語彙、非言語といった要素だけでなく、相手の心を読み取る能力やその後の状況を想像する能力が必要になります。すなわち、予測機能です。シミュレーション能力あっての会話の成立になります。会話がキャッチボールと類似しているのは、相互に話題を相手に投げかけ、そしてその返答を期待しているところであり、すなわち、相手が返答しやすいような内容を選びつつ、互いに話題を提供しているところに特徴があります。たとえば、野球部の先輩が入部したての後輩に対してキャッチしやすいボールを投げたり、母親が、赤ちゃん言葉を使って幼児が返答しやすいように問いかけたりしますが、こうした出来事も送り手が受け手からの返答を期待しているからこそ生まれるわけです。このようなやりとりは物事の理解や学習にとって重要なプロセスになります。人間社会における仕事を覚えるといったプロセスにおいて、こうした順番交替(turn taking)はとても重要な意味をもつわけです。

　順番交替は、会話を行ううえで欠かすことができない基本的な手続きです。会話は必ずしも同調するだけでなく、時に対立しながら流れていきます。会話は2人以上の主体者が音声言語、ジェスチャー、表情などの意思表示手段を用いて、共通の話題を互いにやりとりする行動のことですが、一般的にはこれが狭義のコミュニケーションと考えられています。つまり送り手の行動を構成する音声言語、視線、ジェスチャー、姿勢といった複数のモダリティと、受け手のそれらがオンライン上に相互作用することをさします。その際、会話の基本手続きは順番交替であることはいうまでもありません。複数の人間が同時に発話すると会話が成立しないからです。話し手になるのはそのつど一人だけで、必ずそれ以外の者は聞き手になるという特徴があります。この場合、ただ相手の話し言葉を聞いているだけでは会話はうまく成立しません。つまり途切れ途切れな相互作用になってしまいます。ですから、ただボトムアップに聞いているだけでなく、話し手の発話が終わるタイミングを見計らいつつ、それに合わせて自分が今度は話し手になり、相手に情報をすぐさま提供すべきか、あるいは自分は沈黙し、その他の者が情報を提供すべきかなどと、随時意思決定しなければならないところに特徴があります。メールなどのオフラインの情報交換と異なり、オンラインの会話は他者と会話しながらそのつどこの順番交替を気にかけているところ、つまり随時準備状態となっているところに最大の特徴があります。加えて、話し手の発話を聞きながら、その内容を意味理解・解釈しつつ、それに見合った適切な言語を引き出しながら、絶妙なタイミングでそれを発話するといったワーキングメモリ機能が会話にはかなり要求されます。ですからネイティブ言語でない媒体(たとえば日本人では英語など)を用いた会話はとたんに難しくなるわけです。

　会話の最小単位を隣接ペア(adjacency pairs)といいます。それは対になった2つのターン(順番: turn)から構成されるもので、「問い‐返答」「挨拶‐挨拶」「招待‐受諾・拒否」などから成り立っています。たとえば、「何時?‐5時だよ」「おはよう‐おはよう」「7時に待ち合わせをしよう‐いいよ」などとシンプルな会話を構成するものです。このように連鎖的に行為が生まれることを行為の連鎖(sequence organization)と呼んでいます。行為の連鎖の中には、先行連鎖というものがあり、これは「明日、何か予定ある?‐何もないよ」「それじゃ、ご飯でも行こう‐OK」というのは、「招待‐受諾」の前に「問い‐返答」が先行ペアとして入っていることを意味します。この場合、その先行ペア次第で、後に出現する「招待」が生まれなくなる場合があります。すなわち、「予定がある」といわれれば、「そうなんだ」と会話が終了に向かうか、別のテーマとしての隣接ペアが使用されて話が変わったりします。つまり、新たな行為の連鎖が開始されていきます。このような行為の連鎖が間髪入れずに起こり、その中に「笑い」や適切な非言語要素が含まれていけば、いわゆる「会話がはずむ」といった現象になるわけです。

　非言語を構成する要素の考え方として「パラ言語」というものがあります。たとえば、「これは何!」と子どもを叱っているシチュエーションと「これは何?」と知らないものを指さしているシ

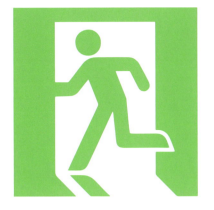
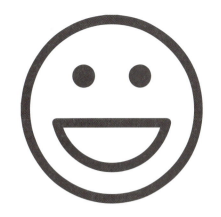

図3.4 ●絵文字と顔文字

チュエーションを想像してみてください。同じ言語情報であっても発話の背景因子（状況、意図、抑揚、気分など）によって意味が変わってくるわけです。

会話における「関係開始」には視線を向けることが重要になります。話し手が聞き手に視線を向けるのは、ある意味聞き手を決定し、その後その聞き手からの発話を期待する表れでもありますし、視線だけでなく頭頸部などの身体をその対象に向けることで、話し手の関心が「何に」「誰に」向けられているかを明確にします。このように視線や姿勢・動きは自らの関心や意図を示す大事な会話を構成する要素となるわけです。さらには抑揚といった非言語要素は発話の継続や終了を予測させることができます。つまり、会話における言語と非言語はいうまでもなく互いに切り離すことなく相互に関係し合いながら、補完したり情報を強めたりしているわけです。

その一方で、会話は必ずしも順番交替が頻繁に起こらない場合もあります。その場合は、うなずきといったしぐさであったり、聞き手として「はい」「うん」とか「へえ」とか「そうなの」などのあいづちが入ることで、話し手の話をスムーズに進行させていくことができます。すなわち、「関心をもってあなたの話を聞いていますよ」という自己意識を宣言として相手に行動として与える特徴があります。これらは、共感関係や信頼関係に影響を及ぼします。

近年、チャットやLINEなどを通じて会話が行われるようになっています。この特徴は、表情やしぐさが相手に見えないところにあります。絵文字や顔文字（図3.4）、あるいはスタンプといったアイコンなど、簡略化された非言語情報を相手に与え、その時の感情の状態を示すこともしばしばあるものの、非言語の要素は基本的にはとても限られたものになります。すなわちダイナミックに変化するものではありません。手紙・メールのように本来的に文字の伝達は、オフラインに自分の近況を伝えたり、連絡や用件を相手に伝えたりするのにとどまっていたものの、現代社会ではそうした文字情報が積極的に会話に利用されています。この背景には、非言語の方が真実をより示す情報となるため、それを知るのが煩わしい、現代用語でいえば「うざい」といった意識を現代の社会・世代がもっているという要素がありつつも、肯定的には時代時代の流行に則り、それに従いながら会話を楽しむといったところに特徴があると思います。LINEなどでスタンプを多用するのは、むしろ感情のやりとりを好むといった人間としての意識の表れでもあり、語彙の貧弱さをスタンプや絵文字で補う特徴があるように思えます。

いずれにしても、会話は他者理解に加え自己規制に基づき成立します。自分勝手に行為することでは、順番交替が適切なタイミングで生まれません。加えて、一方向の講演のように自分の意見をひけらかすようでは、会話は成り立ちません。ある種、自己が話す相手に対して、省察的なメタ談話をもち得ることで会話が成立していきます。すなわち、会話は、人間の機能として、自己の行動を自己で規制するメタ意識の存在があるからこそ生まれた人間らしさの象徴なのです。

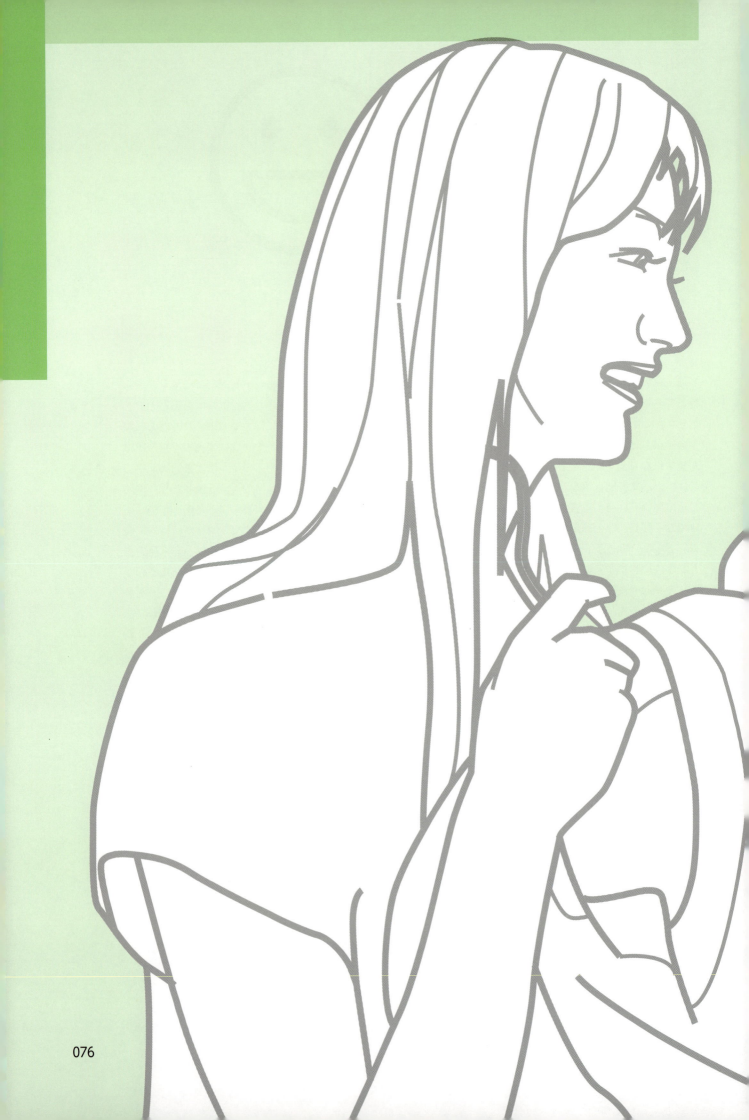

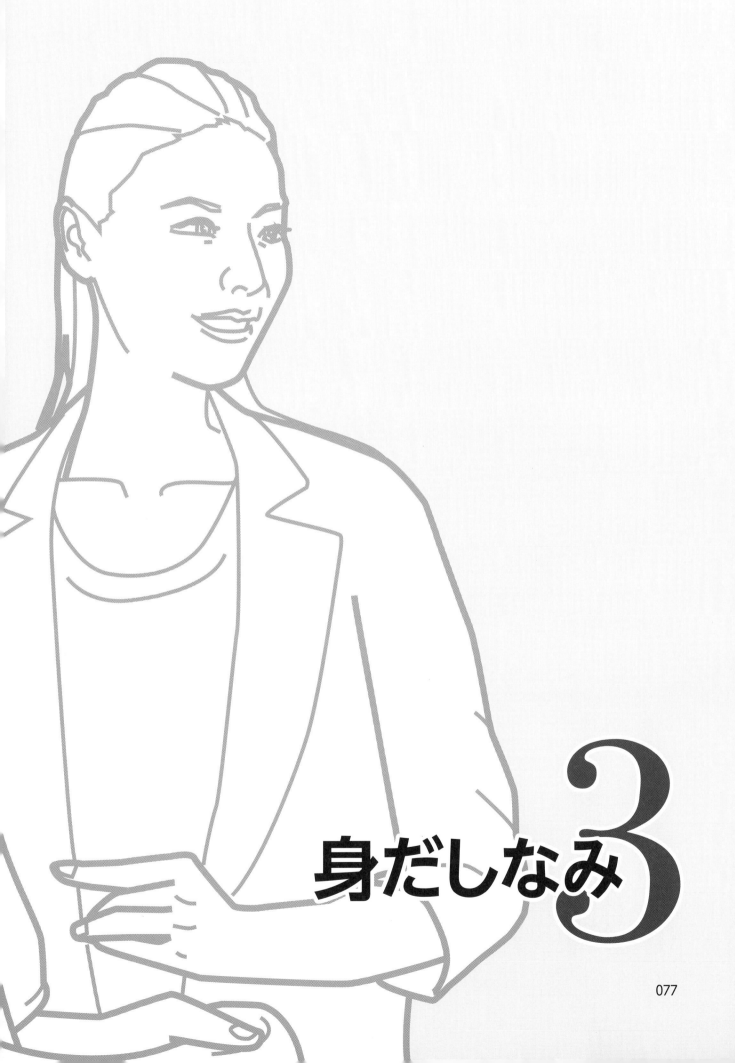

3 身だしなみ

化粧とは体表を清潔に保つという目的だけでなく、容姿を美しく演出する目的で用いられ、主に女性がそれを利用します。化粧の起源は旧石器時代にさかのぼりますが、その目的は前者であり、皮膚を保護し健康を維持するための道具として用いられ、その後、命を守るためのカモフラージュとして用いられてきました。こうした流れの中でさまざまな宗教的儀式に化粧が用いられるようになり、今なお現代の文明を知らない土地では、身体に何かの塗料を塗って文化的な儀式を行うことがあります。

　その一方で、現代における文明社会では化粧は容姿や印象を操作する手段として用いられています。その昔、平安時代の日本において、貴族社会では自分の肌の老化をカモフラージュする目的で積極的に化粧が取り入れられました。その一方で、「お歯黒」「引眉」など風変わりな化粧もいわゆる「流行」として取り入れられました。一昔前の「ガングロ」などはこれに相当するでしょう。このように化粧は顔表面の色彩の質（色相・明度・彩度）、位置の変更、さらには容貌印象を操作するところに特徴があります。「化粧をとると別人だった」とよく聞いたりするのも容貌印象を大いに変更できるからです。化粧の直接的効果としては暖色系、寒色系を用いて色を操作することでその人の印象を変えたりします。注目されるためには、暖色系のコントラストがはっきりした色（赤など）を用います。原色系にはサリエンシー[2]効果というものがあり、人間は無意識で原色を注視する特異性があります。これに対して、眉の長さを変更するといったものは形を変更したり、部分的に補完したりする手段でバランスを整えるところに特徴があり、間接的効果と称されています。人間はシンメトリーな形を美しいと意識するため（例：氷の結晶）、そのような印象効果を意図したものといえるでしょう。

　このような効果を引き出すために人間はなぜ化粧をするのでしょうか。化粧は自分を演出する手段でもあり、それを媒体にコミュニケーション行動をとるところに一つの特徴があります。儀式に化粧を用いるのは、集団行動をとりつつ、互いにコミュニケーション行動を行うための媒体として化粧を用いるわけです。その一方で、現代社会において女性が化粧を行うのは、他者や社会に対する外部に向けた意識をもっているからです。つまり外部に対する志向性があるから化粧をするわけです。なぜなら、外出する時に化粧はするし、それは表情性質に関わる重要な部分である目、眉、口、肌に対して重点的に

施されるからです。平安時代に化粧をし始めた貴族女性は、コミュニケーション時において、相手に対する影響はまぎれもなく顔が強いことを知り、それに印象操作を加えるために化粧という手段を積極的に用いました。現代社会においては「気品・美しさ」因子を高めるためには、素顔よりも化粧顔に軍配があがることが示されています。このように自分自身の美しさを示し、異性に注目され、コミュニケーション行動を促進させるための手段として化粧は用いられているわけです。すなわち、自らが存在しているコミュニティを時間的に継続させるための一種の種の保存のために用いる道具として活用されているといっても過言ではないでしょう。その一方で、古くから現代まである心理として、「他者が化粧をしているので私もしなければならない」といった集団における秩序を維持するための道具として用いられてもいます。これは社会に対する意識であり、外出時では化粧をするものの家に帰れば化粧を落とすのも、ある種、社会の秩序の中に身を置いているからでしょう。つまり、羞恥心に基づいた意図的な振る舞いということもでき、服を着る行為と同じといえ、いわゆる社会的に人格者として存在したいという意図の表れでもあるわけです。加えて、たとえば女性が化粧をすることは、後に示すように服を着ることと同様に、自らにスイッチを入れるといった効果もあります。化粧をすることで振る舞いが変わることがあるのもその理由によるものです。一方、「好感・魅力」印象には化粧の貢献度はそれほど高くなく、素顔であっても笑顔に対してそれらの要因は強く関与します。けれども、化粧顔と素顔を比較すると、化粧顔でさらに高くなり、相乗効果があることがわかっています。いずれにしても、化粧が表情の印象を増進させる効果があるわけです。

　表情はもっとも身近な感情表現です。同時に社会的なインターフェイスとしてコミュニケーションに重要な役割を与えています。ロボットに表情をもたらす開発が盛んに行われているのもそのためです。特に笑顔は社会・他者と心理的につなげる特徴があります。笑顔には他者や社会が接近してきます。乳児の時、言語をもたないにもかかわらず、笑顔を示す他者に接近したように。表情研究で有名なポール・エクマンは化粧や美容整形を人工的なサイン（artificial signs）と表現しました。他のサインである静止サイン（static signs：顔立ち・骨格）、スローサイン（slow signs：加齢に伴う変化）、クイックサイン（rapid sign：顔の動きや赤面）と同様に、それはその時々の状況に応じて他者や社会に影響を与えるものと認識されています。

2…79ページ、コラム「サリエンシー」参照

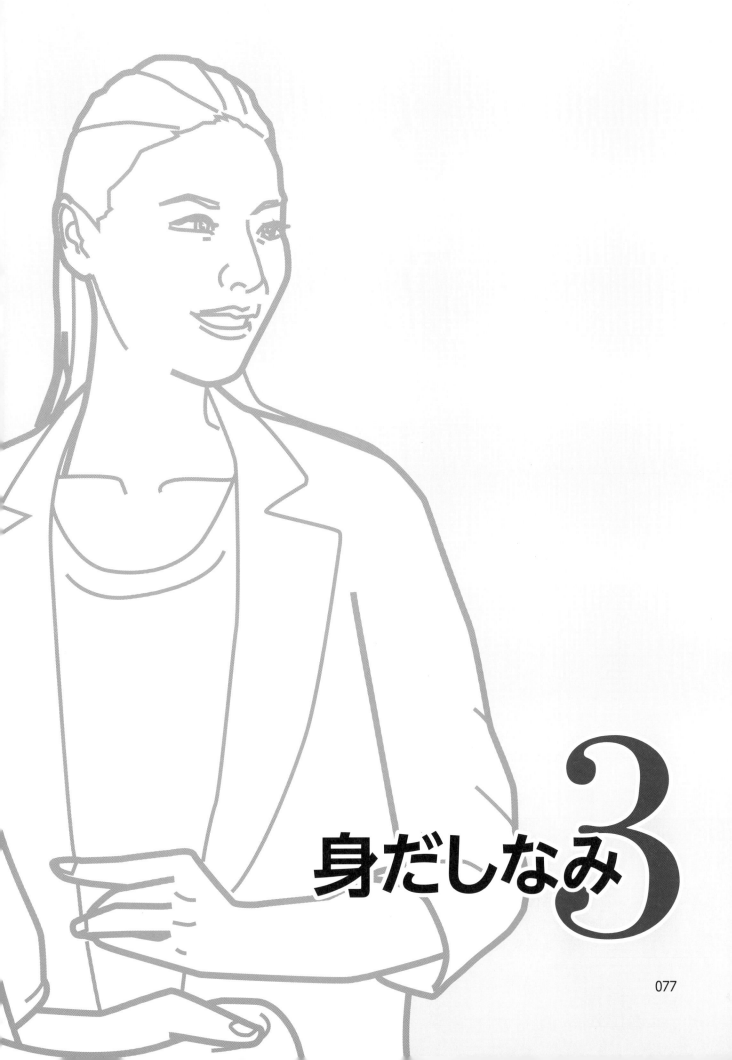

化粧とは体表を清潔に保つという目的だけでなく、容姿を美しく演出する目的で用いられ、主に女性がそれを利用します。化粧の起源は旧石器時代にさかのぼりますが、その目的は前者であり、皮膚を保護し健康を維持するための道具として用いられ、その後、命を守るためのカモフラージュとして用いられてきました。こうした流れの中でさまざまな宗教的儀式に化粧が用いられるようになり、今なお現代の文明を知らない土地では、身体に何かの塗料を塗って文化的な儀式を行うことがあります。

　その一方で、現代における文明社会では化粧は容姿や印象を操作する手段として用いられています。その昔、平安時代の日本において、貴族社会では自分の肌の老化をカモフラージュする目的で積極的に化粧が取り入れられました。その一方で、「お歯黒」「引眉」など風変わりな化粧もいわゆる「流行」として取り入れられました。一昔前の「ガングロ」などはこれに相当するでしょう。このように化粧は顔表面の色彩の質（色相・明度・彩度）、位置の変更、さらには容貌印象を操作するところに特徴があります。「化粧をとると別人だった」とよく聞いたりするのも容貌印象を大いに変更できるからです。化粧の直接的効果としては暖色系、寒色系を用いて色を操作することでその人の印象を変えたりします。注目されるためには、暖色系のコントラストがはっきりした色（赤など）を用います。原色系にはサリエンシー[2]効果というものがあり、人間は無意識で原色を注視する特異性があります。これに対して、眉の長さを変更するといったものは形を変更したり、部分的に補完したりする手段でバランスを整えるところに特徴があり、間接的効果と称されています。人間はシンメトリーな形を美しいと意識するため（例：氷の結晶）、そのような印象効果を意図したものといえるでしょう。

　このような効果を引き出すために人間はなぜ化粧をするのでしょうか。化粧は自分を演出する手段でもあり、それを媒体にコミュニケーション行動をとるところに一つの特徴があります。儀式に化粧を用いるのは、集団行動をとりつつ、互いにコミュニケーション行動を行うための媒体として化粧を用いるわけです。その一方で、現代社会において女性が化粧を行うのは、他者や社会に対する外部に向けた意識をもっているからです。つまり外部に対する志向性があるから化粧をするわけです。なぜなら、外出する時に化粧はするし、それは表情性質に関わる重要な部分である目、眉、口、肌に対して重点的に

施されるからです。平安時代に化粧をし始めた貴族女性は、コミュニケーション時において、相手に対する影響はまぎれもなく顔が強いことを知り、それに印象操作を加えるために化粧という手段を積極的に用いました。現代社会においては「気品・美しさ」因子を高めるためには、素顔よりも化粧顔に軍配があがることが示されています。このように自分自身の美しさを示し、異性に注目され、コミュニケーション行動を促進させるための手段として化粧は用いられているわけです。すなわち、自らが存在しているコミュニティを時間的に継続させるための一種の種の保存のために用いる道具として活用されているといっても過言ではないでしょう。その一方で、古くから現代まである心理として、「他者が化粧をしているので私もしなければならない」といった集団における秩序を維持するための道具として用いられてもいます。これは社会に対する意識であり、外出時では化粧をするものの家に帰れば化粧を落とすのも、ある種、社会の秩序の中に身を置いているからでしょう。つまり、羞恥心に基づいた意図的な振る舞いということもでき、服を着る行為と同じといえ、いわゆる社会的に人格者として存在したいという意図の表れでもあるわけです。加えて、たとえば女性が化粧をすることは、後に示すように服を着ることと同様に、自らにスイッチを入れるといった効果もあります。化粧をすることで振る舞いが変わることがあるのもその理由によるものです。一方、「好感・魅力」印象には化粧の貢献度はそれほど高くなく、素顔であっても笑顔に対してそれらの要因は強く関与します。けれども、化粧顔と素顔を比較すると、化粧顔でさらに高くなり、相乗効果があることがわかっています。いずれにしても、化粧が表情の印象を増進させる効果があるわけです。

　表情はもっとも身近な感情表現です。同時に社会的なインターフェイスとしてコミュニケーションに重要な役割を与えています。ロボットに表情をもたらす開発が盛んに行われているのもそのためです。特に笑顔は社会・他者と心理的につなげる特徴があります。笑顔には他者や社会が接近してきます。乳児の時、言語をもたないにもかかわらず、笑顔を示す他者に接近したように。表情研究で有名なポール・エクマンは化粧や美容整形を人工的なサイン（artificial signs）と表現しました。他のサインである静止サイン（static signs：顔立ち・骨格）、スローサイン（slow signs：加齢に伴う変化）、クイックサイン（rapid sign：顔の動きや赤面）と同様に、それはその時々の状況に応じて他者や社会に影響を与えるものと認識されています。

2…79ページ、コラム「サリエンシー」参照

化粧だけでなく、人工的なサインには服装も含みます。服装は身だしなみを構成する要素の大部分を占め、それは第一印象を左右する大きな要素ともいえるでしょう。何を着用するのかだけでなく、どのように着用するのか、どこに着用していくのか、というように社会的状況に応じて人間は服装を変化させていきます。つまり、身だしなみも外部社会に向けた志向性があるからこそ生まれた、人間らしさを象徴するものの一つであるわけです。現に他の霊長類は衣服をまとっていません。地球上において人間だけが衣服を自らの意思決定によってまとい、そしてそれを開発・生産し、さらには場の状況に応じてそれを変化させていきます。家の中で過ごす服装でそのまま外出することは大人になれば少なくなります。しかし、幼児ではその意識は極めて少ないわけです。徐々に他者（社会）の目を気にします。内と外の身だしなみを使い分けようとする意識は、まさに人間がもつメタ意識そのものであり、身だしなみといった行動は「私がどのように見られるか」という意識から起こる大事なコミュニケーション行動の一つであるわけです。

服装は化粧と同様に個性を引き出し、コミュニケーションをとる相手に印象操作を与えます。原色を用いた服装であれば注目され、魅力的な人間という印象を引き起こしたり、ダークな色を用いた服装であればクールで真摯な人間という印象に誘導したりします。このように化粧と同様な効果があるとともに、服装はある種の集団行動に秩序をもたらします。日本の学校制服もその一環として制度化されています。個性を埋没させるきらいはあるものの、それは秩序を与える効果をもっています。大人になれ

ば制度化まではいってないものの、各種ドレスコード（服装規定）が暗黙の了解のもとで存在しています。フォーマル、セミフォーマル、カジュアルといった区分がそれに相当します。なかでもフォーマルウェアは「儀式」を生み出した人間だからこそ生まれたものです。普段着とは違う改まった装いは、日本であれば礼服、喪服、和装がそれに相当します。民族衣装をまとうのは、おおよそ儀式が中心であり、それは集団に属し脱自己中心の意識をもった人間だからこそ生み出した文化なのです。現代の人間は、ある一定のドレスコードを保ちつつ、ワンポイントにおしゃれさを際立たせるように工夫することがあります。この工夫は誤差でもあり、この誤差を起こすことで注意が働き、それを媒介としてコミュニケーション行動を促進させることができます。これも「他者に関心をもたれたい」「他者から自分は魅力的と思われたい」という外部に向けた志向性であることはいうまでもありません。

服装の意識であるドレスコードを生み出した人間ですが、このような服装の変化は、自らの行動に影響を及ぼします。面接試験でスーツを着ることで「姿勢が変わる（背筋が伸びる）」「しぐさ・立ち振る舞いが変わる」、さらには「言葉遣いが変わり、挨拶が創発される」といった経験をもっている方も多いことでしょう。このように、身だしなみを意識し、その時々の状況に応じて使い分け、適宜着替えることは、他者の印象を変えるだけでなく、その行動は、自らの非言語ならびに言語コミュニケーションに影響を与え、自らが自らに意図的にスイッチを入れさせる、つまりメタ行動をとらせるためのスイッチとしての効果があります。

Column ## サリエンシー

人間のボトムアップ性注意を説明する用語の一つで、日本語にすると際立った刺激となります。黒い服を着ている人々の中で、一人だけ鮮明な赤の服を着ている者がいれば、即座にそれに対して視線を向けると思います。また夜空に鮮明な満月が光っていれば、それが目立ち目を向けます。けれども、夕方の満月は目立たず、見落としてしまうことがほとんどです。このように感覚刺激がボトムアップ性注意を誘引する特性をサリエンシー（saliency）と呼びます。もっと短く表現すれば「顕著性」になります。インターネットのwebサイトにおけるポップアップ機能もこのサリエンシーとなります。

人間の注意機能はトップダウン性とボトムアップ性に大別されますが、急で顕著な刺激への応答はボトムアップ性となり、目標をもって意図的に何かを探索するという注意はトップダウン性になります。これらの切り替えには右脳の側頭・頭頂接合部（TPJ）が関与しており、ボトムアップ性の注意には言語野をもたない右脳の働きが重要です。

通常、サリエンシーは色、動き、輝度、明暗などに影響を受け、はっきりとした原色で動く対象に対して、意識しなくても見てしまう特徴が人間にはあります。この際、右脳の働きが重要になります。ショーウィンドウ、コンビニエンスストアの陳列、書店の平積み、インターネットのホームページなど、最初に目を向けるのはサリエンシーによって決定されるといっても過言ではありません。目的をもって検索エンジンのYahooのwebサイトを開いても、動画や宣伝のpop out刺激に目を向け、ついついそれをクリックしてしまった経験は誰しもがもっていると思います。

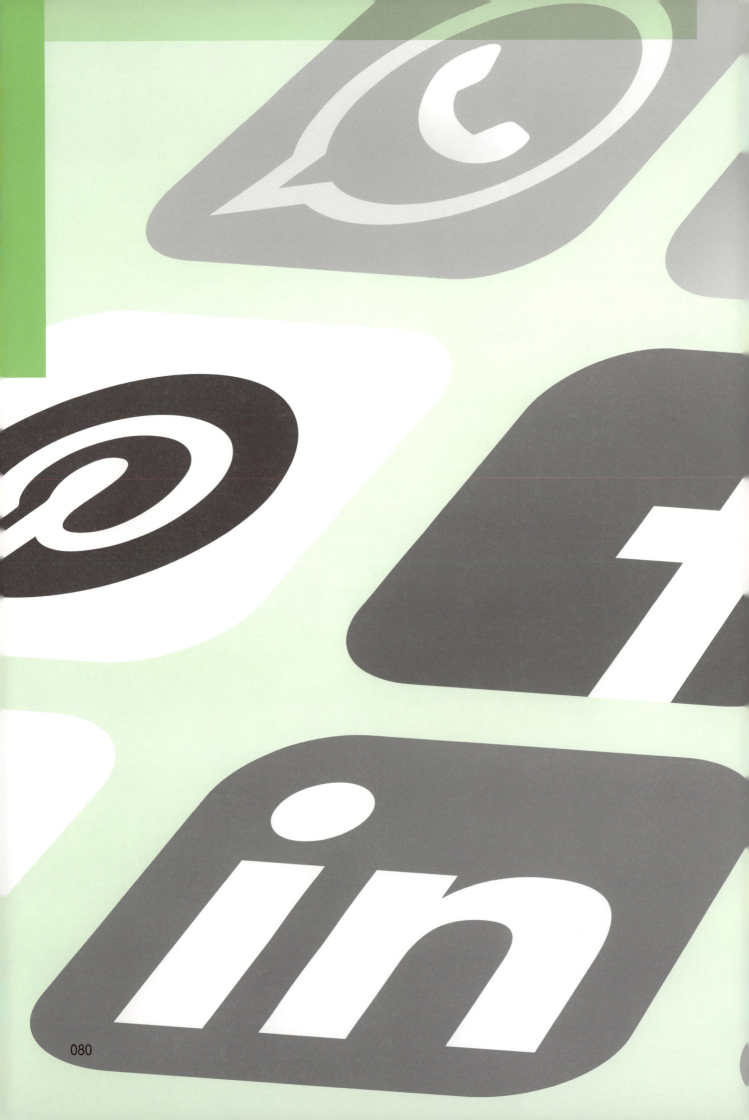

記号とアイコン 4

081

相手に合わせて柔軟な働きかけの調整を行うのは、人間のコミュニケーションの大きな特徴です。その際、情報を共有するために人間がつくったのが記号です。先に示したジェスチャーもその一つですが、言語ももちろん記号そのものです。生まれて間もない新生児はそれをもたず、コミュニケーション道具としての言語はまだ慣習化されていないため、大人は社会に子どもを引き込む目的で言語を使用し、二項関係から三項関係[3]へと進歩させ、言語を学習させていきます。他者とコミュニケーションをとる際に行う調整行動によって、子どもを言語コミュニケーションの世界に引き込むわけです。その際、ジェスチャーや言語といった記号は子どもの注意を喚起するための手段として用いられます。つまり、相手が言語を使えないと判断されれば、まずは相手の注意を引くことが最初のコミュニケーションの目的となります。この延長線が、ある意味現代社会におけるSNSでもあります。注意を引くために文字情報を提供し、関係性を構築しようと働きかけるわけです。

言語はその近隣を中心とした当該社会の仲間と情報を共有しようと試みることで生み出された記号であり、「今」「ここ」における経験の共有に基づく情報の共有の意識が生み出されることによって、それが恣意的なものから記号として体系化され、そして時空を超え、すなわち今ここにある身体を越えて伝達されていくところに特徴があります。恣意的なものから記号を産生する際、概念化という能力がとても重要です。たとえば、ある事物の中から類似したものをピックアップし、それをまとめる意味で概念化という作業を行い、そのまとめたものに対して他者とそれを共有するため、すなわちコミュニケーション行動をとるために記号として整理するのが言語です。「猫」という単語（記号）は日本では猫全般を意味し、「Cat」は英語圏では同じくCat全般を意味し、情報を共有するようになっているわけです。「三毛猫」「シャム猫」はそれを細分化していくわけで、属性によってさらに細かく記号を配置し、より具体的な事柄を共有しようと人間は試みます。

人間は発話や文章といった記号を用いて他者と情報を共有し、それに対して適切な意味づけを行うことで、互いの意図や感情までも共有していきます。似たようなコミュニケーション行動があっても二度と同じものにはならない、ここに人間が行う記号コミュニケーションが実に創造的な活動であることがわかります。記号は意味を付与します。記号が用いられる状況で、その状況における記号は何をさし示しているのかを自分なりに理解し、解釈し、そして

適切な行動に導いていかなければなりません。その記号は他者と共有し、共有するがゆえに安定した意味が波及されていくわけです。一定の揺らぎをもちつつもカオスを防ぐ意味で、記号は人間社会を構築するうえでとても重要なものとなります。この際、コミュニケーションをシステムとして構築するのが文字やアイコンです。たとえば、ある状況下におけるルールを設けることで、〇だと「行け」を表したり、×だと「止まれ」といったように、形に意味を付与することで行動に変化をもたらすことができます。これをさらに複雑にすると、●だと「早く行け」、〇だと「ゆっくり行け」というように記号・アイコンを変化させることで行動を変容させたり調整させたりすることができます。さらには△に〇を合わせると、たとえばそれは「ゆっくり行って椅子に座れ」を意味するといったようにいろいろな意味を作成することができます。むろん、記号に対応した言語をもち得ているからこそ、意味を抽出することができるわけです。社会におけるアイコンは人間の慣習化行動を導いてくれます。トイレで男女の区別ができるのも、標識によって車社会のルールを守ることができるのも記号・アイコンのおかげです。アイコンの製作・利用によって、人間は一瞬にしてそれを知覚し、とりたてて意識を顕在化しなくても行動を起こすことが可能になります。

アイコンとは操作対象を指定しやすく、そして見分けやすくするために小さな絵で表したものであり、それはある種象徴的なものです。パソコンの画面にレイアウトされているアイコンもいわば人間の行動をアフォード[4]するものであり、たとえば、マイクロソフト社のソフトがインストールされ、パソコンの画面上にWで示されていれば文字を打つ行動をアフォードするし、Xであれば表計算を行うことをアフォードします。すなわち、その絵は一種のメタファーなのです。たとえば、パソコン画面にはゴミ箱らしき絵があり、それにモニター上のファイルを合わせると「そのファイルをゴミ箱に捨てた」という行動になります。これはあくまでも仮想現実の世界ですが、本当のゴミ箱にファイルを捨てるという感覚をバーチャルに引き起こさせるものとなるわけです。

アイコンを作成する開発者は常にその絵を見て一瞬にしてそれが何であるかを判断させ、イメージさせ、行動を起こさせることを意識しています。1964年に東京オリンピックが開催されましたが、

3…84ページ、コラム「二項関係と三項関係」参照
4…84ページ、コラム「アフォーダンス」参照

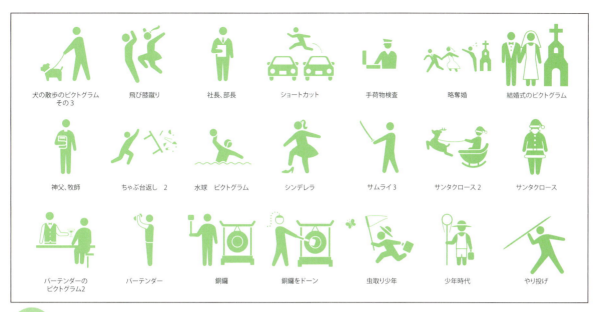

図3.5 ● ピクトグラムの例
(http://pictogram2.com)

　当時の日本は戦後復興の余韻を残しつつ、今のようには国際的に母国語以外の言語を操れる日本人が極めて少なかったようです。オリンピックを開催しようとするものの、道を尋ねられてもわからないし、その競技がどこで開催されているのかも伝えることができない、島国である日本特有のコミュニケーションの問題が発生したわけです。それを解決すべく開発されたのがピクトグラム（図3.5）です。ピクトグラムとはわかりやすい絵や色の違いを用い、誰でも一目で意味がわかるようにイラスト化したものです。日本人は英語などの外国語が堪能でないデメリットを克服すべく、このピクトグラムを開発し、オリンピックの各種目をイラスト化し、そのイラストとジェスチャーを用いてコミュニケーション行動をとり、なんとか東京オリンピックを成功に導きました。この際、今では世界共通のピクトグラムとなったトイレマークが開発されました。実はそれまでの日本は男女でトイレが区別されることはほとんどなかったそうです。西洋文化に合わせようと試みた結果といえ、こうしたピクトグラムの開発もいわば人間らしさの象徴である「他者に向けた志向性」をもち得たから起こったエピソードということができるでしょう。

　このようなピクトグラムは人間社会の文明の産物ともいえ、今は交通機関、病院、オフィスのあらゆるところにそれは存在し、人間の行動を促進させたり抑制させたりと、コミュニケーション記号として大活躍です。このようなピクトグラムの開発はまさしく人間の脳がもつ抽象化やアナロジー能力の産物といえるでしょう。写実的に絵を創作するのではなくイラストに置き換える能力は、物事を抽象的に捉えることができる人間ならではのスキルであり、具体的に説明するよりも、むしろ他者に伝達するためには抽象的に説明した方がより伝わりやすいことを学習した結果に他なりません。加えて、そのイラストをディスプレイすれば、他者がどのような行動をとるのかをシミュレーションしなければなりません。そうでなければピクトグラムとして意味をなし得ません。視覚と運動といった異種感覚情報変換のみならず、時制に伴う他者の行動予測を起こすことができるからこそ、このような記号としてのピクトグラムが開発されたわけです。この際、先を読み、さまざまな行動を予測しながら、単に線画でしかないものからそれを行動に置き換えるアナロジー能力が必要なのです。その延長線上に、現代社会におけるSNSで利用されている絵文字やスタンプがあります。これらは行動を起こすだけでなく、自らの意図や感情を他者に伝達するコミュニケーション手段として用いられており、具体的な事柄を一つ一つ言語を用いて伝えるよりも、スタンプなどを用いて一瞬で示す方が、相手が瞬時にそれを判断し、反応してくれることを人間は知っているからこそ生まれた、まさに記号としてのコミュニケーション道具なのです。

Column 二項関係と三項関係

人間同士のコミュニケーション行動において二項関係とは媒介物が存在しないface to faceの関係を示します。つまり自己と他者の対面コミュニケーションを意味します。アイコンタクトや乳児との遊びの中にある「いないいないばあ」がそれに相当します。見たら見られる、見られたら見るといった社会的随伴性や模倣行動は二項関係によって成立します。

これに加えて生後9か月頃になると、自己の意図に伴う共同注意の発達がみられてきます。共同注意によって三項関係がつくられていきます（下図）。共同注意は、大人がある対象物を見てそれを乳児も見るといった視線追従、乳児がある対象に対する評価を大人の表情などを見ることで参考にするといった社会的参照、そして9か月頃より現れてくる、乳児が大人に対して見てほしいものを指さす指さし行動から成り立ちます。すなわち、意図の共有といった現象です。

三項関係はコミュニケーション手段の中心となり、その構築は言語学習にとってとても重要です。具体的には、乳児が自発的に対象を指さし、その際、母親などの他者がその方向を見つめ、互いに指さしながらそれに関する言語を与え、それを子どもが模倣するようになります。こうした指さしは、たとえば犬を指さしながら、「ア、ア」と発声することが、「犬がいる」であったり、「お母さん見て」という意図を伝搬することであり、それに対して母親が「犬だね」とか「ワンちゃんかわいいね」といったように言語でつなぐことによって、子どもはそのものの言語と概念を学び始めます。こうした三項関係は発達的指標の一つとして理解されています。

いずれにしても、三項関係とは、「自己」と「他者」と（対面の二者間の空間以外にある）「もの（媒介するもの）」の三者間の関係をさし、その構築は人間のコミュニケーション行動の中心となり、実際に媒介するものがなくても、想像上でそれをつくりあげることができます。人間社会におけるゴシップも三項関係によるコミュニケーション行動の一つです。

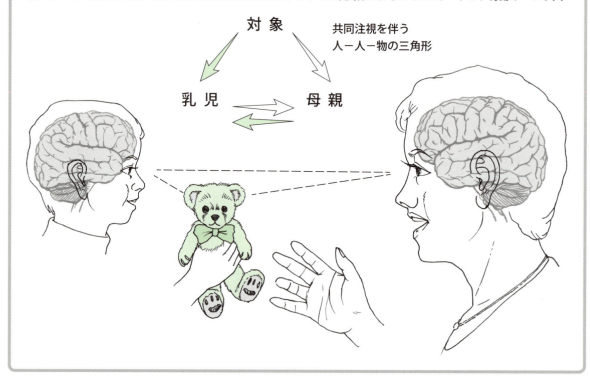

Column アフォーダンス

　人間が行為をする際、動く機会とその可能性が周囲には無数に存在していますが、アフォーダンス（affordance）とは、環境が動物に対して与える「意味」のことをさします。これはアメリカの生態心理学者のジェームズ・J・ギブソンによってつくられた造語です。「与える、提供する」という意味の動詞「afford」をもとにつくられたことから、たとえば、椅子は「座る」、本は「めくる」という行為を提供させるといったように、行為可能性をさし示す用語として認識されています。つまり、物と動物との関係の仕方をさします。たとえば、河原に転がっている小石は人間に対して「投げる」ことをアフォードします。このように、物に触れる動物の行為によってはじめて現れてくる性質のことです。つまりアフォーダンスとは、環境の性質でもあると同時に動物行動の性質でもあるところに特徴をもちます。したがって、必ずしも行為は脳のトップダウンな指令のみによって起こるのではなく、環境に応答する形で行為が生まれるといった生態学的な行為産生のモデルとしてアフォーダンス理論はよく用いられ、環境内のアフォーダンス知覚をもとに行為が制御されると表現されています。

　環境世界は私たちに「意味」を与え、動物はその一部をピックアップし、それと自己身体をオンラインにダイナミックに相互作用することによって、行為が連続的にかつ知覚が連続的に起こりますが、この連続性は環境が常に行為をアフォードしているところに特徴をもちます。

　何かを知るという手続きにもアフォーダンスの理論は役立てられています。たとえば、棒の長さを閉眼で推測する際、人間はその棒を持ち、「振る」という行為を起こしますが、この振るという行為を通じてダイナミックにその棒の長さを知覚するといったように、棒は振るということをアフォードしているからこそ、自己の身体知覚に基づき、その棒の長さを知ることができるといったように、何かを知るための手続きとしてアフォーダンス理論は用いられることがしばしばあります。

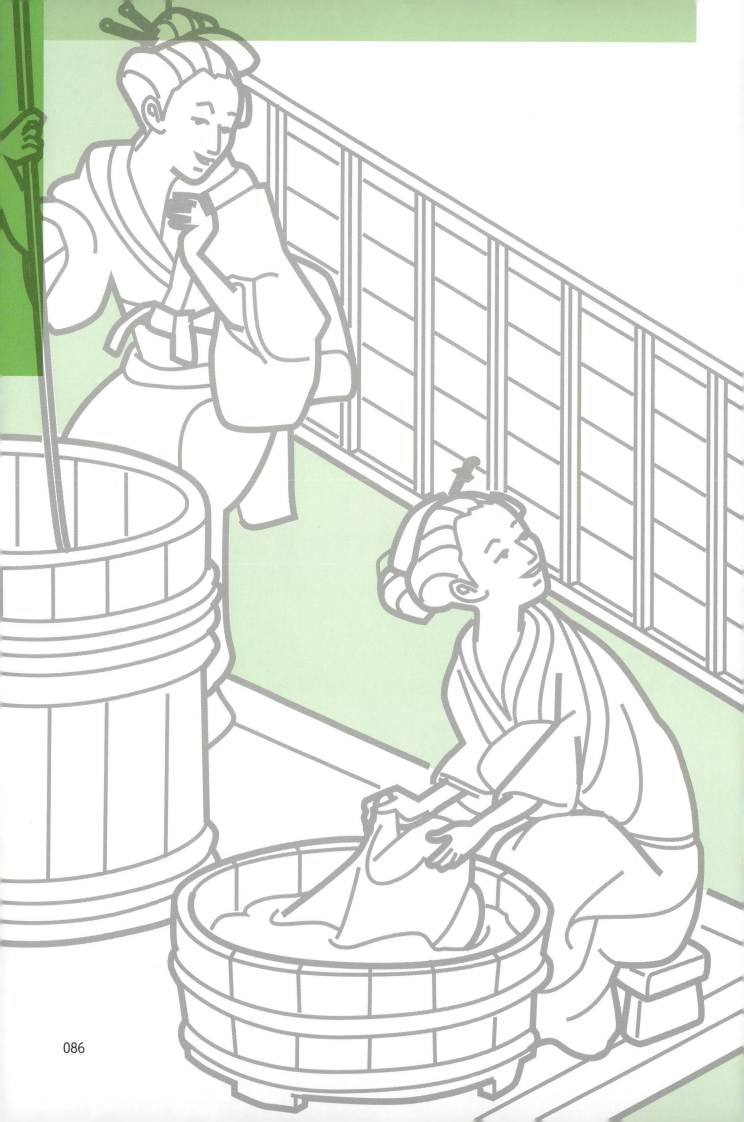

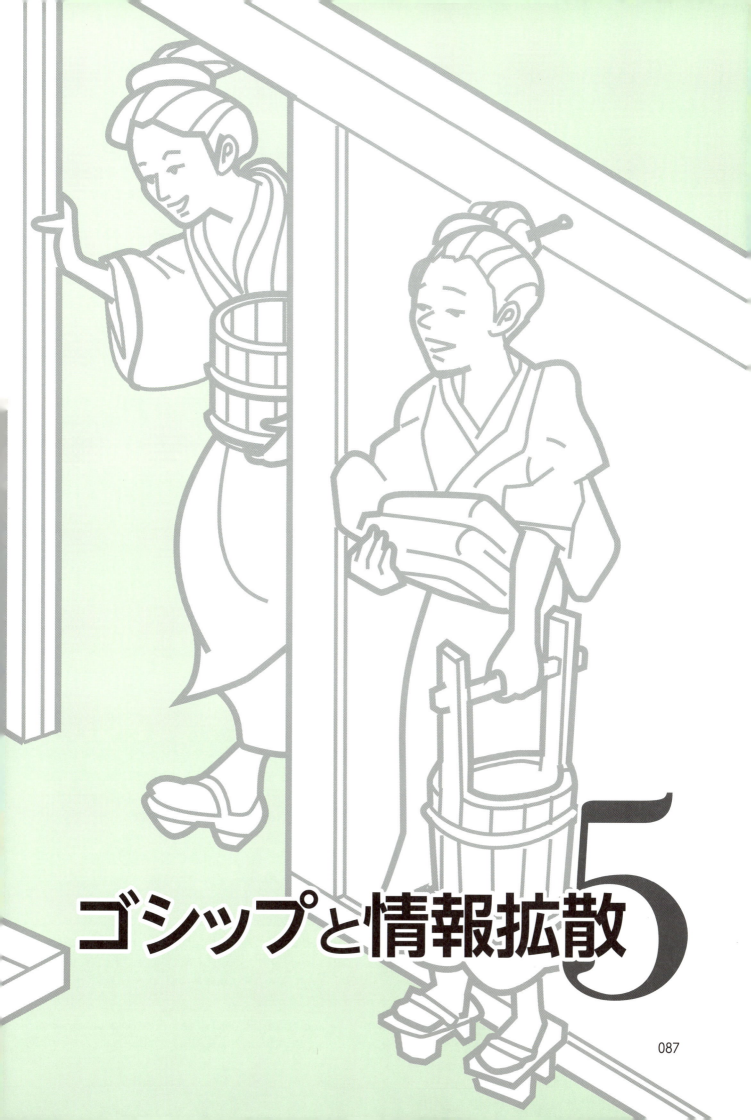

冷静にテレビを観察してみると、そのほとんどが生きていくためになんら必要のない情報ばかりであることに気づきます。いわゆるワイドショーでは、他者の生活をのぞき見して、それに対して人間は楽しむ習性があります。政治家、芸能人などの私生活を見ては、それを他者に伝えてその情報を共有します。別にメディアから拡がるゴシップ記事だけでなく、近所、職場、学校など、人間が集まればゴシップが生まれます。たとえば、「居酒屋での会話のほとんどはゴシップであった」という経験も少なくないでしょう。ある意味、個人にとって生きるためにまったく必要のないゴシップは単なる浪費にすぎません。だから「無駄話」という表現もあります。けれども、その無駄話をするからこそ、社会的なきずなが生まれたりもします。言語が単に情報の伝達でないことを、ゴシップの存在は示してくれます。たとえば、筆者である私自身の経験でも、最初は仕事上の目的をもって会話をし問題解決しようとしていたつもりが、自然とどうでもよい話になり、そして別の話題となり、しだいに昔話になったり、あるいは誰かの噂話になったりし、結局はその類いの話がほとんどを占めて会合はお開きになるといったように。このように私に限らず人間は無駄話が本当に好きなのではないでしょうか。特定の問題やテーマがなければないほど、どうでもよい話にシフトしてしまいます。けれども、なぜかその場合の方が心地良かったりするわけです。

　無駄話をすることは、ある種の心の余裕を表したものであり、生物学的に生きるために必要のないようなたわいもない話で盛り上がることは、人間の幸福感をある種示したものといえるでしょう。生物学的に生きていくために必死になれば、ゴシップ的な話題などに気にしている暇はありません。自然災害が起こっている最中に芸能人の誰と誰が不倫しているとか、そのようなことに注意を向けることはおそらくないでしょう。今の世の中、会話に限らず書店やテレビ・映画にあふれているのはロマンスです。そのドラマがどのようにつくられているのか、俳優がどのように演技しているのかといった技術を観察しているのはある種の玄人だけで、それ以外はそのようなことにまったく興味はなく、その人と人との関係性がどのようになっているのか、どのようにドラマの中で反応・行動するのかといったことに興味津々な人がほとんどでしょう。それが事実に近いものを紹介する歴史ドラマであっても同様です。

　会話の中に含まれるゴシップはサルの毛づくろいのようだと表現する学者もいます。進化生物学者のダンバーは類人猿が行う毛づくろいは身体の清潔を保つというより、「私はあの子じゃなくあなたに毛づくろいをしてるのよ」と相手との関わりを表現する意味あいが強いと述べています。つまり、毛づくろいといった類人猿におけるコミュニケーション行動は、親密さを社会的に意識し合うものといえ、この身体同士のスキンシップが人間の場合は会話（トーク）になったわけです。言葉はある一定の距離を保つ特徴があり、遠隔地であってもその行動を起こすことは可能です。つまり、たわいもない話をわざわざ話しかけるという行動は、その話しかけた相手への興味・関心を示すものであり、志向性そのものであるわけです。生きるために必要なことを情報として伝達するのではなく、必要でない事柄をわざわざもち出して話しかけるということは、志向性なくしては生まれません。つまり何気ない話題であればあるほど、他者への志向性が強いわけです。

　昔も今も流行情報に敏感なのは女性です。女性が「おしゃべり」といわれるゆえんは、男性よりも共感能力が高いであったり、左右の脳をつなぐ脳梁が太く言語能力に長けているであったり、いろんな見解がありますが、とかく女性は集団の一員として協力することを男性より好むことから、その一員として承認されていることを求めています。ゆえに、その人間関係を続けていくために、互いが知っている情報収集に余念がない人たちが男性より女性に多いわけです。男性は自分自身のことや自分自身の関係・経験を話すことが多いのに対して、女性は他人のことで盛り上がる傾向があるといわれています。関係開始や関係維持には会話が欠かせず、会話に参加するためには絶えず変化する社会、つまり他人の話題やその誰かの最新動向を知っていることが必要です。だから、女性は自分のことをもち出して話すというよりも、友達であったり、子どもであったり、夫であったり、同僚であったりと、そうした他人の話をもち出して会話を続けるところに特徴があるといわれています。ランチタイムの女性同士の会話に耳をそばだててみると、そのほとんどが自分の子どもの話題であったりすることもしばしばあります。一方、男性は女性よりも共感能力は低いものの、認知的なシミュレーション能力にどちらかといえば優れているといわれています。動物に目を向けるとオスは自分を強く見せるために羽を広げたり、威嚇したり、胸を叩いたりと、その意識は自己宣伝に向けられています。人間の男性もこれに近いのがわかります。世の男性がしゃべることは自分のことか、自分のよく知っていること、そして自分の人生などをうんちくを並べて語ることがしばしばあります。最近のブログやfacebookを中心としたSNSで

あっても、いわゆる誇大広告があふれています。そのほとんどは男性が仕向けたものであり、それが男性特有のコミュニケーション行動でもあるわけです。一方で、女性を中心に爆発的に広がっているInstagramは自分広告というよりもある写真を媒体に、つまり社会流行を話題にシンプルなコミュニケーションを楽しむところに特徴があります。生きるためにどうでもよいといったら自分広告よりも後者の社会流行を話題にするといったことでしょう。男性からみればくだらない話に一喜一憂するなと思ってしまうかもしれませんが、女性にとってはそれこそが集団の一員として大事な情報であるわけです。どうでもよいこと、とりわけ自分よりも他人のことで盛り上がる女性の方がある意味人間としての幸せを感じているのかもしれません。

　人間のコミュニケーションの特徴は、その場に居合わせていない人々にも広がるというところです。これはゴシップであればあるほど広がっていきます。男性はシミュレーションのために言語を用いる特徴があります。たとえば、狩りでの協力作業などに言語はある種欠かせないものとなりました。その一方で、女性はその場にいない第三者のことで会話を構成したりします。この第三者についての情報が実は意味をもちます。あらかじめその者の特徴をその者に対面しなくても知っておくという意味において噂話は重要です。こうした情報はあれよあれよという間に広がっていきます。その場に居合わせなくても、その人と直接会っていなくても、その人のことを知っているわけです。その第三者が危険な人物であったりすればするほどその情報は早く広く伝搬していきます。つまり、このようなゴシップの伝染は

自分自身あるいはその周辺の者が安全かつ効率良く暮らすために大切な情報なのです。とかく現代社会のようにコミュニティが大きければなおさらこうした伝搬は必要です。こうした情報の拡散こそが人間社会におけるネットワークの拡大に貢献し、大規模な集団形成へと発展していきました。インターネットが爆発的に普及したのも、このような人間の特性があったからといえるでしょう。そして、facebookではシェアという機能、twitterはリツイートという機能をもち、その情報は自分の手から離れ一気に拡散していきます。たとえばfacebookは一応顔の見えるSNSとして認識されていますが、それでつながったもの同士がオフ会と称してface to faceで会話を楽しむ際、facebookという荒削りで大雑把なある意味虚偽も含んだ情報や関係でありながらも、その情報を活かして初対面の人と接する際、失礼のないように振る舞おうとシミュレーションし、実際のコミュニケーション行動における関係開始をすみやかに行えるのは、このようなSNSのおかげでもあり、その出来事が人間コミュニケーションの発達におけるパラダイム転換であったと後世で語られるかもしれません。その一方で、twitterが威力を発揮したのは自然災害の時です。短文の情報は被災した状況を刻一刻リアルタイムで伝え、twitterが人々の安否の確認に貢献したのは記憶に新しいと思います。その際、まったく見ず知らずの他人の安否情報を読み、安堵した気持ちになったり、関係がまったくない他人の安否をリツイートして情報を拡散させることでその集団の一員として人々に寄与するなど、これらはまさに人間が有する他者に向けた志向性の表れでもあるわけです。

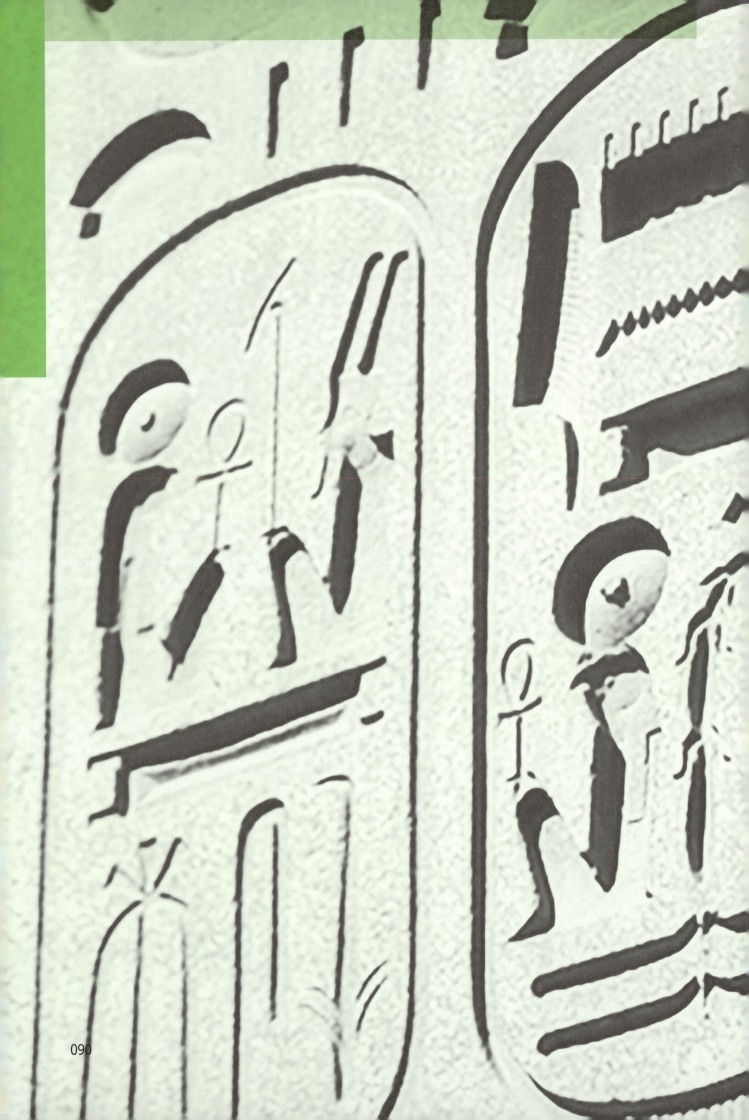

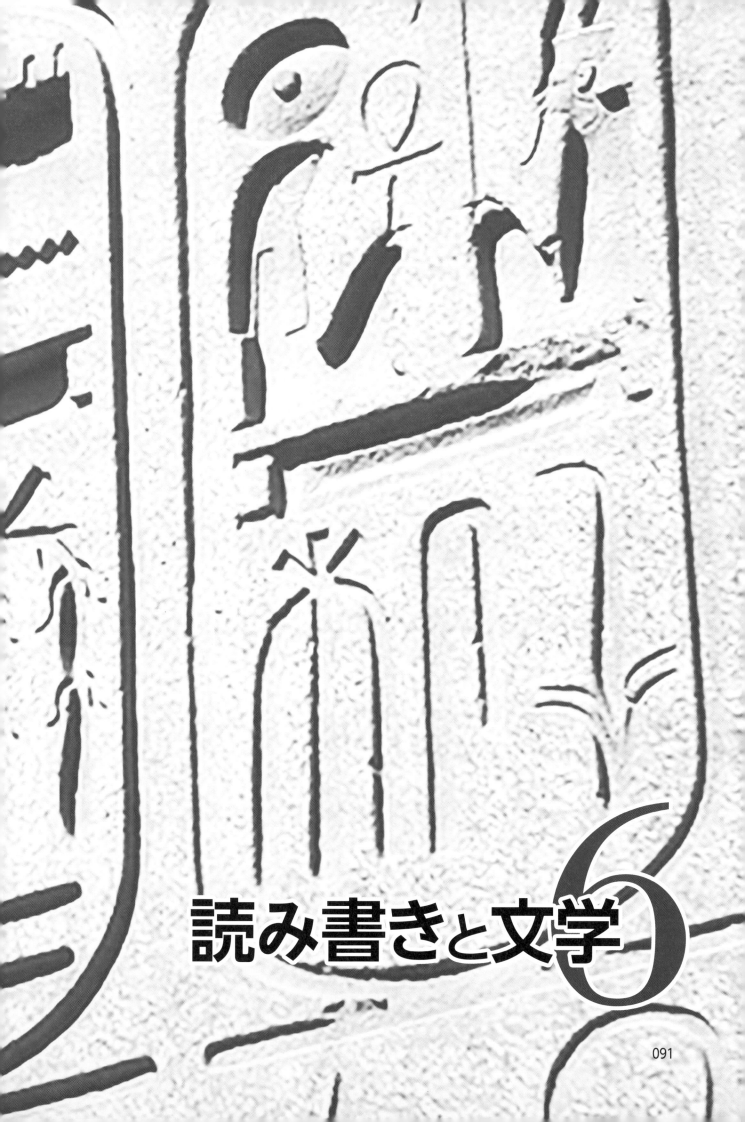

6 読み書きと文学

人間は文化や芸術を楽しみます。こうした創作活動は人間のもつアナロジー能力以外の何物でもありませんが、その一方で、文化や芸術は生物学的に生きるために必要ありません。にもかかわらず、もはや人間はそれらが消滅した社会を想像することはできないでしょう。文化は人間にとってかけがえのないものです。

　人間の創作物のなかでも文学は文字を伴います。もちろん文学に限らず、外出すると世の中は文字にあふれています。電子媒体化されても文字は永遠に不滅することがない、まさに人間の最大の開発品であるといえるでしょう。話し言葉には永続性がありません。唇を離れたとたんにそれは消えてしまいます。そしてその一瞬の記憶は時間とともに忘却されてしまいます。口頭のコミュニケーションはオンラインであるがゆえにそれははかないものです。さらに話し言葉は時間だけでなく空間に依存します。遠い空間には音声言語は届きません。音声言語とはモダリティは異なるものの、手話言語も同様に時間感覚と空間の制約を受けます。現代において電話よりもメールが重宝されるのは空間的制約だけでなく、文字を用いることで時間的制約を打破できるからです。

　意図的な図形記号の開発は人類史上もっとも画期的な発明といわれています。最初は単なる線だったかもしれませんが、その図形に意味を付与し、誰かに伝え、そして残すという意図が生まれ、いわゆる文字へ転換してきました。文字が当初どのようなものであったかということはあまり重要ではなく、この誰かに意味を伝えるために線や図を描いたという行為、すなわち「コミュニケーション行動」が人間社会において生まれたことにこそ大きな意味があります。そしてその行動は伝搬し、時空を超えて今なお存続しているわけです。人間の命ははかないものですが、その意図・意味は文字として残り、それが今の時代まで伝えられ続けてきたことにロマンを感じざるを得ません。文字はまさに人間によってつくられ、そして時空を超えて歩き続けてきたのです。

　恣意的なシンボルが形成され、それに意味を与えるといった図形コミュニケーションは、さかのぼれば多くの古代芸術[5]の中にその痕跡をたどることができます。それが絵なのか文字なのかという議論は今なお残されるものの、その遺跡は何かを写実するのではなく、たとえば存在している人や動物を描くのではなく、シンボルとして整然と並べられた線の集合（図3.6）であり、それらには何らかの意図を感じざるを得ません。すなわち、何かを誰かに伝えたいという意思があり、それを瞬時に消えてしまう言葉や表情のはかなさとは別の何か耐久性をもった表面に残すために、そのメッセージを視覚的に慣習化された意味を伝える記号に変換する、そうした媒体を活用する手続きをつくりだして相互コミュニケー

---

[5]…95ページ、コラム「古代芸術」参照

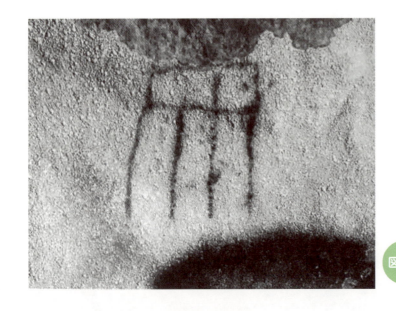

図3.6 ● シンボルとしての線の集合
アルタミラ洞窟壁画に残る線画

ションを図るというプロセスが生み出されたと想像することができます。旧石器時代の芸術の大半が地上でなく洞窟に描かれているのは、そうしたコミュニケーションの媒体として耐久性のある岩の表面が選ばれた結果でもあるのでしょう。そして媒体ということでは形態は異なるものの、文字もそれと同様の原理で生み出されてきたのでしょう。文字という形に残すことができれば、時間を共有せずとも、たとえば後でそれを読み手が読み、提供された情報を読み取り、行動を起こしたりその行動を変容・調整させたりすればよいわけです。オンラインで、対面で、直接に指示したりする必要がなくなり、情報の保存のみならず、その読み取りも時間と空間の制約から自由になることができるのです。

　このようにして、人間は文字を書き、それを読むことを慣習化してきました。最初はおそらく限定的で直接的な行動を喚起させるメッセージでしかなかったものを、自分の感情を伝える道具、自分のイメージを表現する道具として文字を利用するようになりました。今日の文学という芸術もまさに自分の経験やイメージが活字になり、それを誰かに伝えようとする、すなわち外部への志向性に従ってものを書くという行為として伝わってきたのです。経験談を記録するだけでなく、ないものをイメージする能力は経験や感覚を補う役割をもち、それよって脳内に新たな表象を生み出すことができます。知覚の産出は、経験や感覚に100%依存しているわけではありません。人間らしさの一つに妄想というものがあり、現実にはあり得ないこともイメージと言語を用いて創作していくことができるわけです。そして、それをしていることで、あたかもそれが現実にも起こっているような錯覚を生み出し、自己の経験にそれが取り入れられたりします。イメージの想起には言語といったシンボルを扱う機能が大いに関わっています。通常、人間の絵は線を結んだ記号的な絵になります（図3.7）。リアルに写実的に描くといった戦略をとりません。すなわち、それはイメージで補完され、言語によって意味が与えられているからこそ、成立する抽象化能力なのです。子どもが描く線でしかないなぐり書きのような絵であっても、彼らはそれに意味を与え、「誰」「何」と表出できます。これも言語をもち得た人間ならではの能力です。

　ジュウシマツ[6]が音でコミュニケーションをとることは周知の事実ですが、一方、音声言語よりも文字言語が人間固有の機能であることももはや疑う余地はありません。現代社会では新聞、雑誌、書籍の紙媒体のみならず、スマートフォン、パソコンといった電気媒体を通じて、日常的にまさに文字に曝されています。文字のみならず、文章を読むためには思考を構成するための資源が豊富でなければなりません。その機能・能力がワーキングメモリや語彙力になりますが、その容量を拡大することによって

6…95ページ、コラム「ジュウシマツの会話」参照

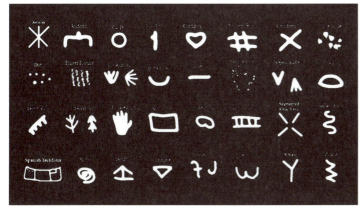
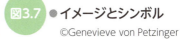

図3.7 ● イメージとシンボル
©Genevieve von Petzinger

人間は文学作品を読んだり書いたりすることができるのです。もちろんそれは文学にとどまらず、科学論文であったり、ブログ、そしてSNSなどにおいても同様です。

　出来事の順序記憶、文の因果関係、空間的なレイアウト、どこ・誰・何の視点からその文が描かれているか（人称）、使用されている単語がどんな意味をもち、それがどのような意図によって使用されているのかなど、さまざまなことを意識して読まなければ文脈を理解することができません。文学作品などを読む際には読者自身がテキストの意味を自ら想像することが必要ですし、むろん、その作品を書く人も同じように想像し、その想像をもとに製作しなければなりません。このように読み手が、自分自身がもっている知識を活用して推論しながらテキストに表現された状況をモデル化していく作業は、文脈を読むための基本となります。その一方で、このような作品は作品の中に登場する物、人とのコミュニケーションをとるための媒体となります。小説などに登場する人々には顔がありません。しかし、顔がないにもかかわらずその人の感情やしぐさまでも人間はイメージでき、その後のその人々の展開までも予測しつつ読み進めます。このように顔が見えないにもかかわらず、その者の意識に触れるためには、それ相応の言語によって文字列を表象することが必

要です。人間が使う言語が細分化されてきたのも、文字によって表情やしぐさを見せるためであり、まさに身体に言語は宿っているといえるでしょう。人間が使う形容詞、副詞、擬音語・擬態語、そしてメタファーなど、こうしたものは人々の気持ちを代弁するものとなり、その言語が用いられることで、人間はその人々の状況を推し量ることができるわけです。そしてこれらの言語はまさに人間の思考能力そのものということができます。

　いわば人間社会の要請から出現した文字言語は、時空を超えて情報伝達を可能にし、文明を進歩させ、社会のパラダイムを転換してきました。今日のインターネットやパソコンを支えるのも記号であり、文字です。そしてそうした言語によって形となったソフトウェアによって、人間は文字を読み、それを理解し、自らの行動に役立てています。インターネットは音声言語よりも文字言語の普及に貢献したことはいうまでもありませんが、言い換えると、対面コミュニケーションあるいは電話によるコミュニケーションよりもそれらの方が便利であることに人間は気づき、そしてそれを普及させようとする意図が生まれ、その実現が今日の社会のコミュニケーションの形を形成するに至ったのではないかと思います。

Column 古代芸術

　古代芸術とは原始美術、メソポタミア美術、エジプト美術、ギリシャ美術、ローマ美術の総称のことであり、紀元前の文化を表す用語です。

　原始美術とは本文中でも記述した洞窟画などがそれに相当し、洞窟の壁に実用品から動物などを描いたものをさし、有名なものとしてはラスコー洞窟画がそれにあたります。

　チグリス・ユーフラテス川水域で生まれたメソポタミア美術は、土器の製作や動物や人物文様などが加わり、それら製作品を通じて異なる文化との交流・コミュニケーションが始まりました。また、装飾建築物が登場し、大理石を用いた建築物が盛んに行われ、現代までそうした文化は継承されています。文字は象形文字を発展させた楔形文字（41ページのコラムを参照）を生み出され、それは西アジア諸国との相互交流に用いられました。有名なハンムラビ法典では楔形文字が使われています。

　ナイル川流域で生まれたエジプト美術はメソポタミア美術の影響を受けますが、後に独自の文化様式を生み出すことになります。その代表的なものがピラミッドの建立です。王の埋葬に用いるピラミッド内の壁画には多くの動物や植物が写実的に表現されています。その一方で、人物描画においては抽象的かつ平面的に表現されています。建築物はルクソール神殿などにも拡大し、宮廷美術へと展開され、その後のヨーロッパ芸術の礎となります。ツタンカーメンなど今なおその様式は不変であり、当時の技術を垣間見ることができます。

　バルカン半島やアナトリア半島などの古代ギリシャ人居住地域を中心に発展した美術をギリシャ美術と呼び、その特徴は彫刻が生まれたことです。素材を立体的に表現する技法であり、石や土などを用いて掘り刻みながら芸術として表現するところに特徴があります。また建築物ではパンテオンに代表されるような神殿など、後世にわたって保存されるような建築物が建立されました。

　古代ローマ帝国の美術をローマ美術と呼び、空間的かつ革新的な建築が多数されていきました。コロッセオに代表されるように、市民の交流の場として浴場、庭園、水道橋などの建築が進み、芸術を超えてインフラ整備にも役立っていたのが特徴です。つまり、都市空間の建設になっていきます。一方で、肖像画などが生まれ、その後のヨーロッパ芸術の礎がつくられました。

Column ジュウシマツの会話

　ジュウシマツ（十姉妹）の名前の由来は姉妹のように仲が良いという意味で、とても温厚な鳥として知られています。ジュウシマツが求愛のために歌をさえずるのは有名です。オスが積極的にメスを惹きつけるためにさえずります。複雑な歌を歌える方がメスの力を惹きつけることもわかっています。ジュウシマツのオスが歌う歌は、一羽ずつ異なります。その特徴は文法があるところです。約8種類の短い鳴き声を出し、これを組み合わせて歌を歌っているところに特徴があります。この鳴き声をエレメントと呼び、それを短くつないで文節を設けたものがチャンクになります。つまり人間の言葉でいうと単語になります。チャンクで区切り、それを並び替えたりもしますが、それには規則性があるようで、その規則はさながら人間の言語の文法のようなものと認識されています。

　ジュウシマツの雛は親の歌だけでなく、それ以外のオスの歌も手本にし、自分の歌に取り込みます。たくさんのジュウシマツと一緒に暮らしたオスの歌の一部を切り取ると、いろんなオスの歌を組み合わせていることがわかっています。ここからわかることは、フレーズの塊、つまりチャンクをそのまま取り込み、それを自由につなぎ合わせて、自分の新しい歌をつくっているということです。生まれてすぐそれができるようです。

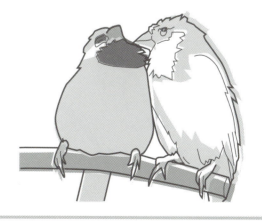

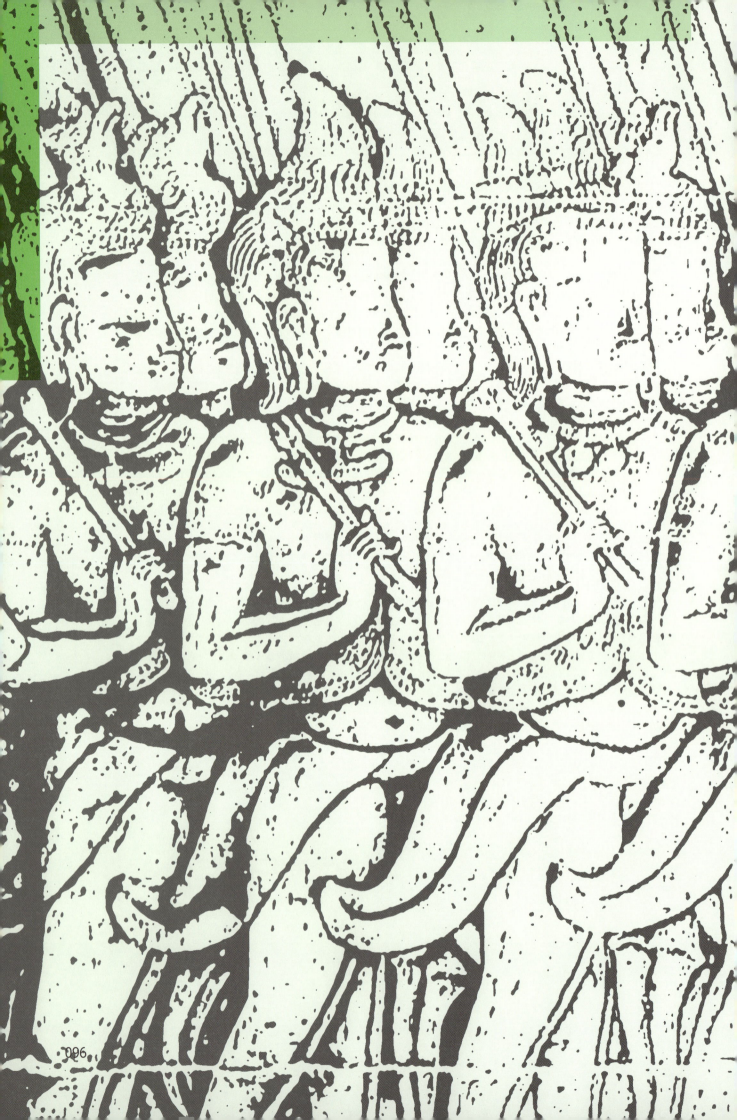

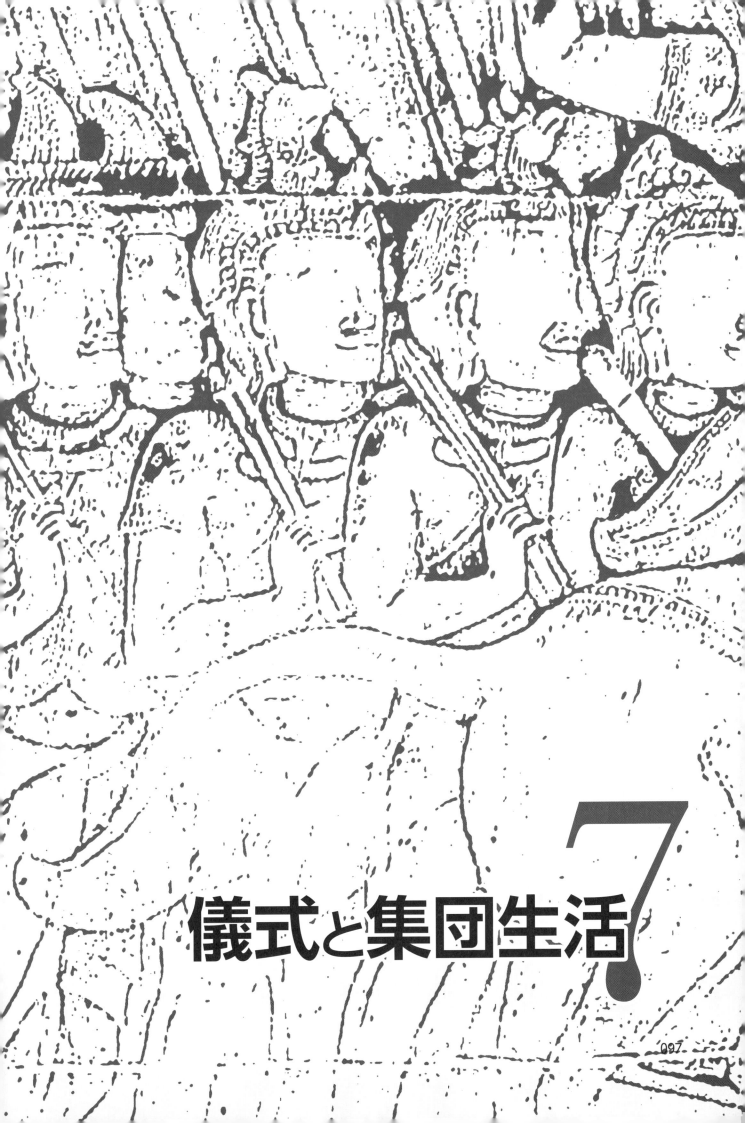

7 儀式と集団生活

朝起きて夜寝るまでの間、人間はある種の儀式に支配されているといっても過言ではないでしょう。朝食を同じ席で食べ、毎日同じシチュエーションで家族と会話し、そして同じ時間に会社に向かうといった行動は習慣化されたものですが、この習慣化された行動は暗黙のルールに従っているわけで、「ルールに従う」すなわち一定の形式にとらわれて行う特別な行為となります。自分勝手に席に座り、自分を優先して時間にとらわれず朝食をとるといった行動とはちょっと異なり、家族としての儀式が朝食のシチュエーションを形成しているわけです。生活習慣はなんらかのルールに従った行動ということができ、それはある意味、広義の儀式に相当すると考えてよいでしょう。たとえば、ある会社では毎朝必ず朝礼が開かれます。その朝礼においてたとえそこに意味を見出せなくても社員は参加し、いつしかそれに参加することは当たり前だからという意識が生まれます。会社によっては自由な時間に来て、自由な時間に帰るという勤務形態のところもあり、そうした会社ではこのような意識は生まれません。会社の朝礼はその会社におけるルールに従った特異的な行動であり、まさに儀式になるわけです。また、靴は必ず左足からとか、毎朝必ずストレッチするとか、これらもメタ意識を用いた自分の中での儀式ということができるでしょう。

　このように儀式は日常生活にあふれており、集団生活を支えるものとなっています。儀式は必ずしも人間だけに存在するわけではありません。昆虫や動物の求愛行動においても、定常化された誰かに向けた行動が存在しています。動物同士のコミュニケーションに役立っているある行動パターンが、その種の進化の過程で機能的に強められて特殊化していった結果、それが儀式になるわけです。このような過程を儀式化（ritualization）と呼びます。動物では多くの場合、配偶時や闘争時に儀式的な行動をみることができます。先の靴は必ず左足からという意識から生まれた行動もある意味、「それを変えてしまえば不都合なことが起きてしまうのではないか？」といった潜在的な恐怖や不安といった感情を和らげるために行われる反復的な行動であるともいえ、手を洗う、歯を磨くというのも、ある意味、未来の災いから逃れるために生み出した反復的行動であり、それらもある種の儀式といってよいでしょう。対人関係を必要とする人間社会において、配偶時や闘争時といったシチュエーションが当てはまるのが結婚式やスポーツなどです。結婚式はもちろん儀式ですし、スポーツもそれぞれ儀式に従って実施されていきます。人間が意図的に自分の身体に塗料を塗った

り、あるいはコスチュームをまとったり、化粧をしたりすることによって自分の姿を飾り、儀式にのぞむ行動と、昆虫や動物が闘争や求愛時に身体の色を変化させるといったことも同じといって過言ではないでしょう。異なるところがあるとすれば、それは下等な動物の場合は、驚き、恐れ、威嚇といったコミュニケーションにおける送り手側の生理的反応にすぎないものが、人間の行動では社会的な意図を伴うといったところでしょう。

　儀式とは一定の作法・形式に則って行われる行事であると定義されますが、その儀式は文化に従います。日本人におけるしきたりでは、おじぎをするといった行動は「挨拶」を意味します。一方で、欧米人では挨拶は「握手をする」となったりします。このような日常生活で普段行っている行動以外でも、文化的な意味をもつさまざまな行動はその土地土地に根づいて儀式化され、ある意味それは変化を好まず一定の習慣化のもとに継続されていきます。イスラム教における断食やラマダーン、あるいはキリスト教の復活祭（イースター）による休暇といったことがそれに相当します。日本人にとって身近なところでいえば、たとえば、日本の体育教育における「前にならえ」という行動も儀式の一つであり、これにより日本人は身体同調を図り、他者と共感し合うといった心を感じるとともに、協力して何かを志向するといった心を芽生えさせていきます。日本の正月にはおせち料理を家族で食べるという文化的儀式があるように、欧米にはハロウィンを楽しむために仮装するといった文化的儀式があります。また、日本には四季があり、それに伴って各地で独自の祭文化が発展してきました。祭りは地域のコミュニティを支えるものであり、その媒体を通じて継続性のあるコミュニケーション行動を行います。祭りなどの背景にはいわゆる宗教が存在しているものが多く、「祈り」という行為を通じて、それは時空を超えて模倣され、伝承されています。「祈り」とは宗教現象の基本的要素として、原始宗教から現代のキリスト教、イスラム教、仏教、ヒンズー教などの別を問わず、手段は違えどもいずれの宗教にも存在しています。この「祈り」は、いわば人と人を超えるもの、たとえば、自然、神、仏への畏敬の念を表現する対話であり、地球上では人間しかもたない宗教的なコミュニケーション行動と考えられています。つまり、宗教はこの世に存在しない事物を想像、創造し、それを一緒に拝み奉るというコミュニケーション行動を通じて、互いの共感性を確認したり、志向性を意識したりするコミュニケーション道具となっているわけです。そして、今日、遺跡から出土する

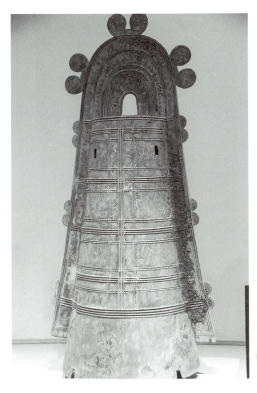

図3.8 ● 祭祀遺物の例「銅鐸」
(hide/PIXTA(ピクスタ))

　遺物の中には日常的に使用する道具のみならず、生活では使用しない道具、すなわち奉る道具（祭祀遺物）が存在しています（図3.8）。これはその道具を何かに見立てるといったアナロジー・メタファー能力であると考えられ、人間はそれを大いに発達させることができたおかげで宗教というものを創作することができたのではないかと考えられるのです。加えて、何かを信仰するという意識は、イメージ能力といった認知機能の進化のみならず、祖先や伝説の人々を敬い、尊敬するという社会的感情を発達させたからこそ生まれたものであるといえるでしょう。

　人間の祖先はアフリカで生まれたミトコンドリア＝イブと考えられていますが、人類を誕生させたアフリカ史においても古くから儀式は存在し、仮装のためのさまざまな服装、そして祭りに用いる楽器などが開発されてきました。同じような服装を同じようにまとい、同じ道具を用いて同じリズム・テンポでそれを奏でるといった同調行動は、まさに私たち人間の根幹的なコミュニケーション行動といえるでしょう。現代社会ではそれがTPOをわきまえるという意識となって根づいています。TPOは文字どおり時（time）と所（place）と場合（occasion）に応じるということです。アフリカで起こる古典的な儀式は縄張りをつくり、その縄張りで生きていくためにはその儀式・祭りに参加し、同じ行動をとることで、いわば血縁関係ではないにもかかわらず、結束を高めるといった効果をもたらします。先に述べたように、昆虫にみられる超個体としての振る舞いによるコロニーの製作は、縄張り形成そのものです。昆虫にその自己意識があるかどうかはわかりませんが、人間社会においては、国家間の国境、県境、漁労権、そして文化的営みにおいては熊野の女人禁制領域や神域、また身近なところでいえば、花見の際の場所取りに用いられるブルーシートなど、ある種、このような縄張り意識は、祭事を執り行うことで生まれた結束心の延長であると捉えることができます。そして、政治が「まつりごと」と称されるように、国家形成における法律というものも、ある意味で人間が集団社会を生き抜いていくために生み出した儀式から生まれたものといえるでしょう。

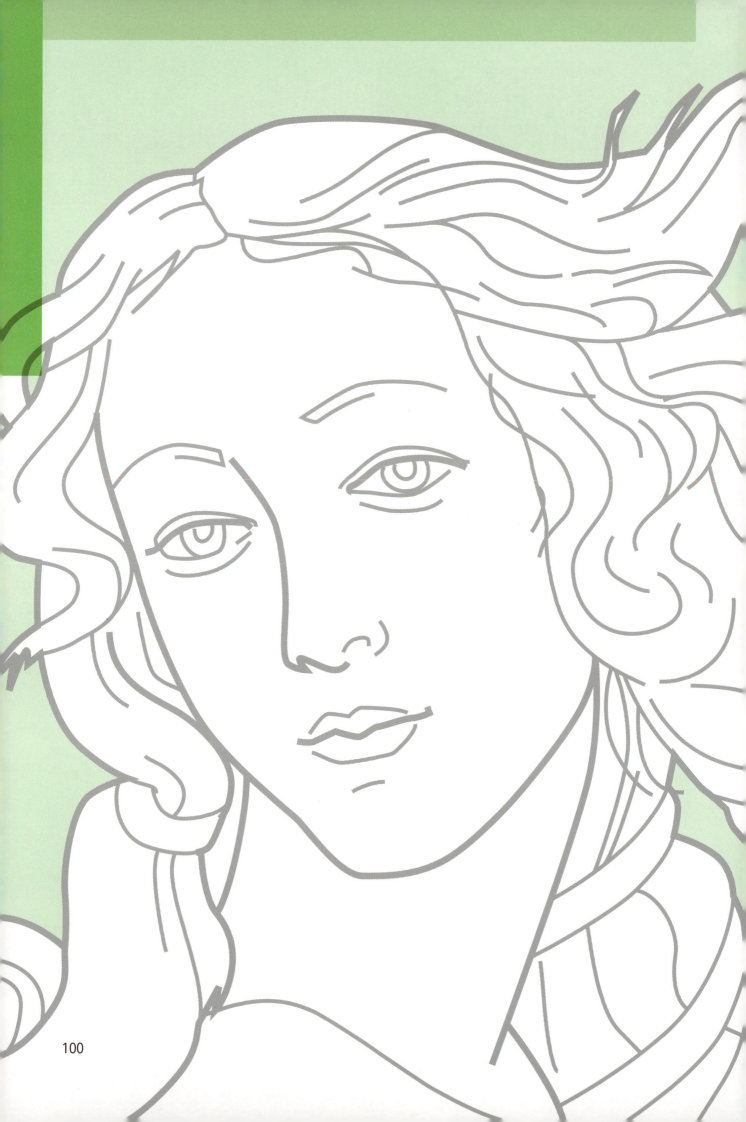

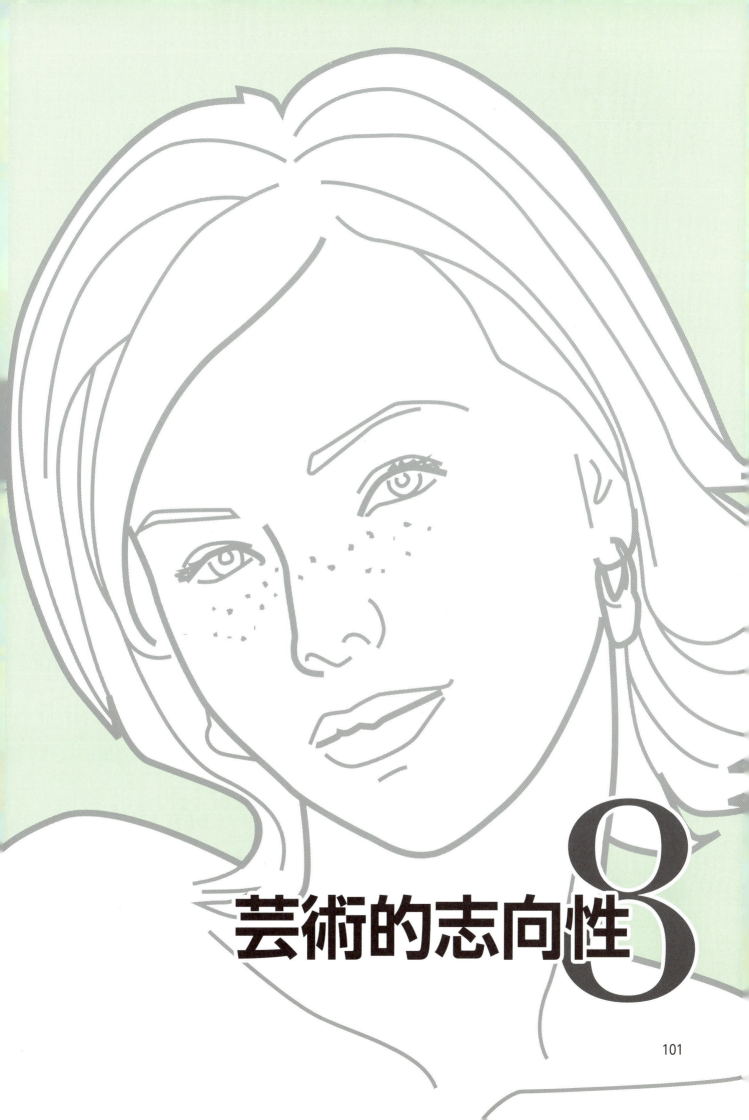

人間は芸術という文化を生み出しました。芸術は文芸（言語芸術）、美術（造形芸術）、音楽（音響芸術）、演劇・映画（総合芸術）に区別されていますが、それらが製作され鑑賞される目的は、表現者と鑑賞者がそれらの作品を通じてコミュニケーションを図り、互いに独特な精神的・感覚的な意識の変動を起こすことであるということができます。いわば、芸術という道具を通じてコミュニケーションをとり、そのプロセスを通じて互いに共感し合うというものです。芸術はゼロから製作しないといけないことがしばしばあります。こうした芸術活動における自己の経験や知識をイメージに変え、そのイメージを具体化しつつ作品に置き換えていく作業は、まさに自己のイメージを表現に変え、その表現は相手に伝えるために生まれたものであり、芸術とは自己のイメージを他者に伝えるといったコミュニケーション行動そのものといえるでしょう。そこに内在しているのは、外部に向けた志向性であり、伝えたいという欲求です。そして、芸術を生み出すということは、そのままの三人称的な事実を伝えるのではなく、一人称の意識を加えて、あるいはその意識そのものである「私」の意識に対して共感を求めるコミュニケーション行動であるということができるでしょう。誰かにこの感情をメッセージとして残したいという意図をもつ人間だからこそ生み出された、まさに高次の中の高次機能であるのが芸術です。

人間の脳はありのままの感覚をただ五感として受け取るだけでなく、それに対してトップダウンに修飾し、知覚を変容させることができます。同じものを見ても聞いても、自己意識としてのその捉え方は異なります。たとえば「心地良い」とか「楽しい」といった感情はある部分で他者と十分に共感することができても、「美しい」や「切ない」といった表現は極めて個人的なものとなります。個人的なものとなる感情であればあるほど、それは自身のトップダウンの意識に影響されたものとなります。そうした感情の生起は脳を発達させてきた人間ならではのものであり、いわゆる「芸術的」と称されるのは、そういう個人的なものを意図して製作されたものになります。いわゆる芸術活動を促進していく際に用いられる感情には「驚き」という要素が大きく貢献しています。驚きは誤差から生まれます。誤差は予測と結果の不一致を意味します。予測とはトップダウンの意識であり、結果とはボトムアップのフィードバックのことです。時代ごとに流行が起こり、それが模倣され同調されますが、ある種のパラダイム転換では誤差が発生します。この誤差は不一致から生まれる「驚き」という感情をつくりだし、一見違和感として感じたことも、それを人間は寛容に受け入れ、そしてそれを個性として評価し、自分や社会に取り入れるといった行動を通じて、それが今度は習慣化され、いつしか流行となり、文化活動となって伝播していきます。そして、その芸術活動を通じて、共感や意図をともにする仲間によって新しいコミュニティ、集団が形成されていきます。先に示した宗教活動と同様に。それらにはおおよそ境界線はないと思われます。なぜなら、芸術はその土地ごとに宿る心を示したものであるとともに、その土地という空間や時代という時間さえも超越して他者に模倣されていくからです。

芸術は人間の脳が生み出すアナロジーの世界観であることは間違いありません。それは現実社会ではないからです。総合芸術として認識されている舞台芸術は、ある意味それが日常生活を描いているとしても、それはフィクションであり、スペクタクルでもあります。この「スペクタクル」という用語は「壮観」「見世物」を意味しますが、現代社会ではどちらかといえば、豪華なセットや衣装、大掛かりなトリック、多数のエキストラといった意味あいで使われています。このような効果は人間に対してバーチャルな世界を与え、自分の分身（たとえば主人公）がそのスペクタクルな世界の中で動くのを見るといった没入感を与え、仮想現実の中でのコミュニケーション行動をとらせる効果があります。現実社会にない誤差を体感することができるため、「感動する」という感情が強く芽生えるわけです。デフォルメされた世界を創作し、それを体感させるという芸術による手続きは、紛れもなく、製作する側に他者に向けられた意識が存在しないと生まれません。私たちは毎日、さまざまに工夫されたインターネットのホームページや新聞や雑誌のレイアウトを目にしています。そうした工夫という手続きは、紛れもなく他者の印象を意識したものであり、化粧や服装の意識に通ずるものがあります。このように現代はスペクタクル化されているといっても過言ではありません。スペクタクル化とは、人間のコミュニケーション能力そのものです。つまり、人間が世界や他者といった外部に向かって自らの意識を開いている結果であり、それを商品化し、それが人間の日常に入り込んで生活を彩るという状況になっているのです。

芸術とは非言語的なものであり、感覚・感性のままにそれを表現したものであるといわれることがありますが、実際のところ、芸術はアナロジー、そしてメタファーそのものであり、その製作には言語が重要な役割を担っています。地球上の生物すべてを

見渡してみても、人間以外に芸術活動を行えるものは存在しません。もちろん、ある絵画を見たり、ある音楽を聴いたりすれば、オンラインに私たち人間の感情はさまざまな方向に変化し、一人称的経験として心に残ります。しかし、その製作となれば言語による抽象化作業が必要ですし、見る側、聴く側も必ずその体験を何らかの言語に置き換えたりします。「言葉には言い表せない」という表現すら、意味を伝える言語なのです。この言い表せない出来事に人間は意味を与え、新しい言葉をつくっていきます。すなわち、語彙がそれによって増えていくわけです。芸術は人と人とのコミュニケーションを創発させる道具でもあります。

　もはや現代社会において芸術のない世界を想像することはできません。人間はある意味芸術の呪縛から逃れられない意識をもってしまいました。たとえば、自然災害や戦争のさなかといった時であっても、人間は芸術を楽しみ、芸術に心が救われたりするからです。たとえば、自然災害時に芸術活動を自粛するといったことが表されても、その災害に巻き込まれた集団に対して、結局のところ芸術を提供し、被災された方々の心を豊かにしたというニュースを聞いたことがあると思います。その際、芸術家は「私たちにはこれくらいのことしかできない」と述べたりしていますが、この言葉の背景には、この芸術（道具）を通じて被災された方々とコミュニケーションをとろうという意識が存在しているからです。つまり、この出来事は自然災害によって誤差が生まれ、その誤差と格闘している人々に対して、その誤差を修正する方向に導くための調整行動ということができます。芸術コミュニケーションという道具を用いて困難な状況、不幸な状況をより良い状況へと調整させようという意図によって生まれた行動そのものというわけです。

　生物学的に生きるために不必要な芸術を今なお継続し発展させている人間社会、人間は生物学的に生きているのではなく、社会学的に、すなわちコミュニケーションという調整行動をとることによって自分たちの生きる世界を維持させてきたといっても過言ではないでしょう。

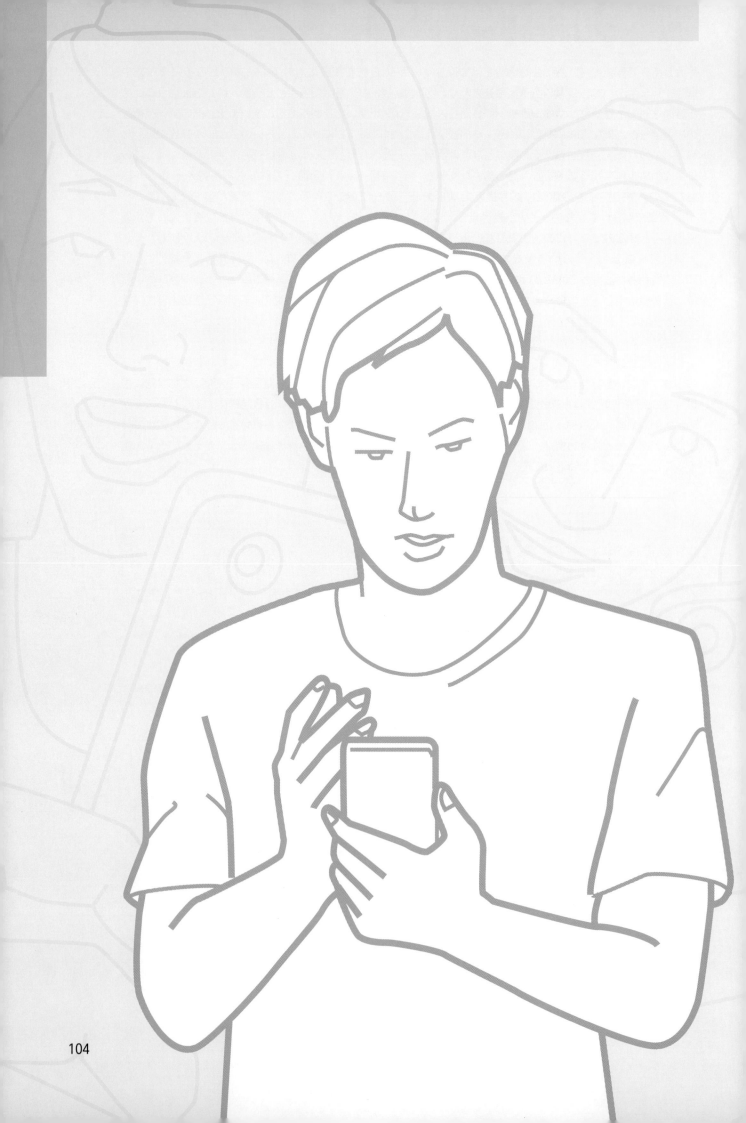

ソーシャル
ネットワークサービス
(SNS)

インターネットが身近になった1990年代初頭、遠隔地の者とコミュニケーションをとる手段の中心にあったのは携帯電話です。ひと昔前、固定電話が生まれた時、あるいはこの携帯電話が生まれた時、時代はいわゆるパラダイム転換を起こしました。それと同様に、インターネットの台頭とその普及は、世の中の価値観を大きく変えていきました。

今やショッピングの中心はインターネットによるものであることは間違いありません。私自身、20年ほど前は固定電話でホテルを予約していたり、旅行会社に出向いて航空券を購入していたことが思い出されます。ほんの20年前のことです。また、投稿原稿の郵送（送信）方法も一変しました。15年ほど前は国際雑誌に論文を投稿する際、原稿が入ったフロッピーディスクを厳重に気泡緩衝材（通称プチプチ）で包み、加えて、印刷した原稿を3〜5編同封し、数日かかってAir Mailで郵送した記憶があります。このタイムラグは、今となってはもはや考えられません。

インターネットの普及は、時代とともに情報を受け取るという手段のみならず、自ら情報を発信する手段となりました。それまで、情報を自ら発信する手段は、オンラインによるface to face、個人的な電話、個人的な手紙のやりとりぐらいしかなく、ごく限られた相手とのコミュニケーション行動であったわけですが、パソコン通信や共有メールのやりとりを経てブログが登場することになります。これによって、一般人であっても、特にオフィシャルな情報のみならずプライベートな情報を公開することができるようになりました。

このブログの特徴はただ情報を一方向に流すだけでなく、コメント欄が設けられることによって、双方向に情報のやりとりができるようになったところです。無料ブログの登場によって、1996年から1998年にかけてブログは急増し、今なお情報発信・交換のツールとして使われています。つまり、face to faceの会話という手段ではなく、文字を通じて多くの者とつながることを人間は選択し始めた

わけです。これは文字を開発した人間ならではの行動と思えます。太古の昔、私たちの祖先が壁画に文字や絵画を描き、その情報を共有し、それに他の誰かが新たな文字や絵を付け足しながらコミュニケーションをとってきたように。時間と空間を共有せずともコミュニケーションがとれることの重要性を私たちの祖先は早くから気づいていたのです。ゆえに、電話からメールやブログといった方向に、コミュニケーション行動がパラダイム転換されることはある種、自然といえるでしょう。

その後、国内ではmixiという手段が若者を中心に爆発的にヒットし、それが今はtwitterという手段に移行しているように思えます。つまり、Social Network Service（SNS）へのシフトです。特にtwitterは今なお若者の情報発信・共有の中心であることは間違いありません。ブログをコミュニケーション手段として利用する理由に関しては、自分の興味・関心を他者に伝えたい、あるいは、自分の興味・関心のある情報を知りたいという欲求に基づいている一方、twitterは同様に興味・関心を伝えたい・得たいという理由は共通するものの、その情報はとりわけ「どうでもよいもの」、つまりtwitterの意味する「つぶやき」を発信したいという人間の意識に基づいて利用されているようです。なかでも自分に起こった（起こる）近況報告がその中心であり、この普及を推察すれば、人間はやはりゴシップ好きであることがわかります。

この現代社会におけるSNSの爆発的普及は、他人のことを知りたい、その生活を盗み見たい（聞きたい）という、人間らしい意識に基づいているといえるでしょう。重要な情報（電車の遅延、自然災害など）を得たいという理由もありますが、そのほとんどは自分にとってはどうでもよい情報が蔓延し、人間はその情報にある種振り回され、感情を操作され、そして、それに対して自分の意見を何も考えず発信したりするわけです。その昔、手紙によって他者に頻繁に近況報告していたように。

また、ブログでは不特定多数との情報交信であっ

図3.9 ● マズローの欲求階層

たのが、twitterではあくまでも共有したい者との情報交信となるところに特徴があります。有名人でなければその数は限られ、おおよそ情報をフォローできる数は人間の大脳皮質の大きさから考えると150人が適切なのかもしれません。しかし、個人のフォロー数の動向をみると、ひょっとするとダンバー理論がアップデートされる日も近いのかもしれません。近未来の人間の大脳皮質はどのような大きさになっていることでしょう。

　twitterが若者を中心に普及した要因は文字数の制限かもしれません。140文字という制限から、まわりくどくない情報を得たり発することができるこの特徴は、語彙量の少ない者にとってシンプルな情報共有になるところが大きいでしょう。若者文化は言葉の省略文化でもあり、いかに効率的かつ端的に相手に情報を伝えるかが重要なテーマなのです。ある意味、これはメタファーともいえますし、アナロジーともいえます。文脈や背景の情報から「やばい」という言葉も、それがかっこいいという意味なのか、あぶないという意味なのかを読み取る必要があります。

　その一方で、twitterよりも全世界で普及したSNS手段がfacebookです。facebookの爆発的なヒットは、いわゆる「いいね」ボタンによるものが大きいといわれています。「いいね」を押す、押されるという人間の欲求は、まさにマズロー欲求階層（図3.9）でいえば、下層に位置しますが、現代社会はそのような承認欲求が自己肯定プロセスに利用されているのかもしれません。むしろ、face to faceのコミュニケーションの希薄さが、この行動へと駆り立てているのかもしれません。

　マズローの欲求階層は人間のコミュニケーション

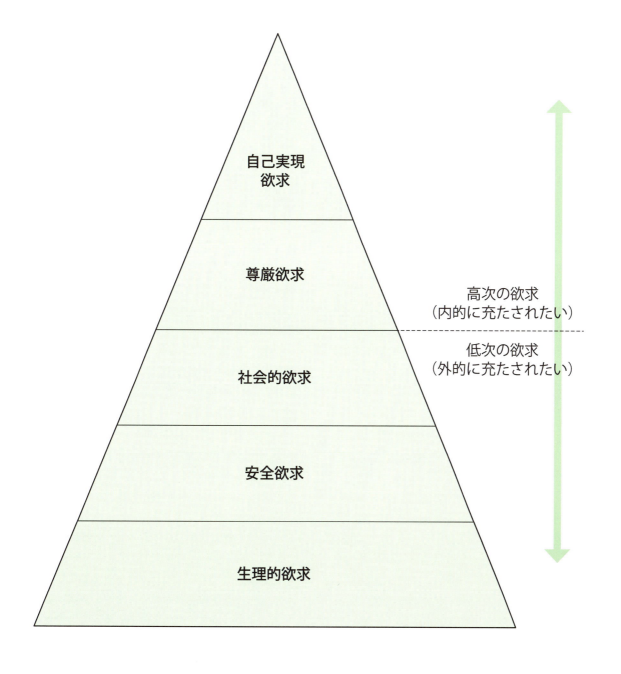

行動を考えるうえで参考になります。SNSは時に自分の仕事の広告に利用されたりしますが、まさに自分の生活を支えるための手段として用いられているわけです。「これだけをやれば痩せる！」と表現し、さらに商品を売ろうとしたりするのもその一つです。つまり、お金を稼ぐことで食べものにありつける「生理的欲求」、そして、それにより住居を獲得・維持するといった「安全欲求」がそれに相当します。また、facebook上での「いいね」の共有は、集団に属したり、仲間に対して求愛したりする欲求を含みますが、これはコミュニティを形成する特徴的なものになっています。「私、こんな活動しています。だから私をみていてくださいね（離れないでくださいね）」と表現し、アタッチメントを要求するのはこの水準になります。この「社会的欲求」は互いに愛し、愛されたりする欲求であり、家庭だけでなく他の集団に属しコミュニティを形成していくうえで重要な欲求になります。その上層に「尊厳欲求」があります。これは他者に認められたいといった内的報酬を含んでいます。他者から認められたいという欲求が生まれ、外的なモノでなく内的に心を充たしたいといった欲求をさします。「このような行動を起こせば認められるのではないか？」といった個人の表象的思考が関わりますが、意図的にfacebookの記事を書いたりして「いいね」をもらおうという潜在的意識もこれに含まれます。「私はこんなにすごい（大事な）ことをしています。だから、あなた、認めてください。そしてその活動を一緒にしませんか？」と暗黙的に表現し、グループを形成しつつ、新しく入ってきたものを従えることで社会的ヒエラルキーを構築しようとするものです。その上層が「自己実現欲求」です。SNSという媒体を通じて、つまり他者に文字を提供することによって、「私が提供すべき情報とは何か？」「今、何を提供すべきか？」をメタ意識するようになり、それを通じて社会やコミュニティ発展に貢献しようとする意識の志向性を含みます。したがって、自己実現＆自己超越の欲求へと進んでいくわけです。

また、facebookは原則的に実名での情報公開が義務づけられています。これはブログやtwitterにはないところです。情報の安全性というところに特徴があります。facebookを提供する側からみれば安全欲求を提供するところに特徴があります。そして、その情報共有は自らで線引きすることが可能です。友達になるかならないかは自分自身に決定権があるわけです。これは、コミュニケーションは社会における友人・知人関係に絞った時の方が楽しめるとともに、その方が利便性があるという人間の意識

をうまく利用しています。ダンバー理論に従うとこれは限られたコミュニティです（13ページの図1.8を参照）。特に、facebookにはグループ化という機能もあり、情報の発信がごく限られた者のみに発信できる特徴があります。それは時空間の制約なく、写真や資料などさまざまなものを共有することができ、さながらfacebook上でさまざまな情報を共同注意することが可能です。この意識は自分の残した情報に対して他人から意見をもらう、あるいは他人に与えるという古代昔の人々から受け継いできたものであり、いわばそれが電子化されたにすぎません。

加えて、facebookはtwitterに比べ、経験に基づく結晶的知能による語彙量が増えた年配者も多く利用しています。自分の考えたことを発信し、他人がそれについてどう思うかの意見を身近に求める手段として用いられているわけです。そして、意見交換した後、その情報が共感されれば実際にface to faceであってトークをかわすという段階的なコミュニケーション行動となっているように思えます。面白いことに、facebook上での他人のやりとりを俯瞰して観察すると「あ、やはりこの人たちつながったんだ」と思うこともしばしばあります。同調し合う心によるものであり、いわゆる「類は友を呼ぶ」ということわざが当てはまる現象です。ゆえに、このようなプロセスに基づき、facebookは商用利用にも積極的に用いられています。どうでもよいゴシップではない、広告宣伝的な情報公開があるのもfacebookの特徴といえるでしょう。

その他、国内に目を向けるとLINEやInstagramが若者・女性を中心にコミュニケーションにツールとして利用されています。この特徴はずばり視覚的表象に基づくコミュニケーション行動といえるでしょう。twitterやfacebookが文字といった象徴的表象に基づくコミュニケーション行動が中心であるのに対して、LINEは独自のスタンプによって相手に対して視覚的に情報を与える、そしてInstagramは撮影した写真といった視覚情報を媒体にコミュニケーションをとるといった手続きになっています。

他者の共感を得る手段として、文字情報と違って視覚情報は瞬時に脳内で処理されます。いわば、これらには非言語的コミュニケーションを好む人間らしさの特徴が表れているのかもしれません。言語情報をコミュニケーションツールとした場合、それは送り手側の解釈に基づき情報化されて提供されますが、写真の場合は受け手側もそれに自分の解釈を独自に創造的に加えることができます。つまり、送られてきた視覚情報を自らの脳で言語に変換するプロセスが生まれます。脳の下頭頂小葉は多種感覚情報

変換の役割をもつことを前述しましたが、その変換過程によってさまざまな言語が生まれてきます。ある写真に対する価値づけ作業を言語を用いて行うわけですが、この作業はいわば人間がもつアナロジー能力によるものです。いろんなものに喩えたりするこの作業は、人間が進化の過程で得てきた能力に基づくものであり、その時々の文化を支える原動力となっているわけです。

また、写真を通じて共同注意する作業は、自己－他者－物の三項関係を構成することになり、写真を提供する側がある意味それに対して指さしする行為ともいえるわけで、これにより共感関係の構築が起こるといった重要なプロセスとなっていきます。男性より女性の方が共感関係を好みます。Instagramは現代の指さし行動として捉えることもでき、情報を更新し続けたい現代の若者や他人の情報に敏感な女性にとっては、時間と空間の制約を受けない共同注意ツールとなり、ネット上にアップされた絵や写真は、ありとあらゆる角度から新しい言語が紡ぎ出されていく媒体になっていくわけです。

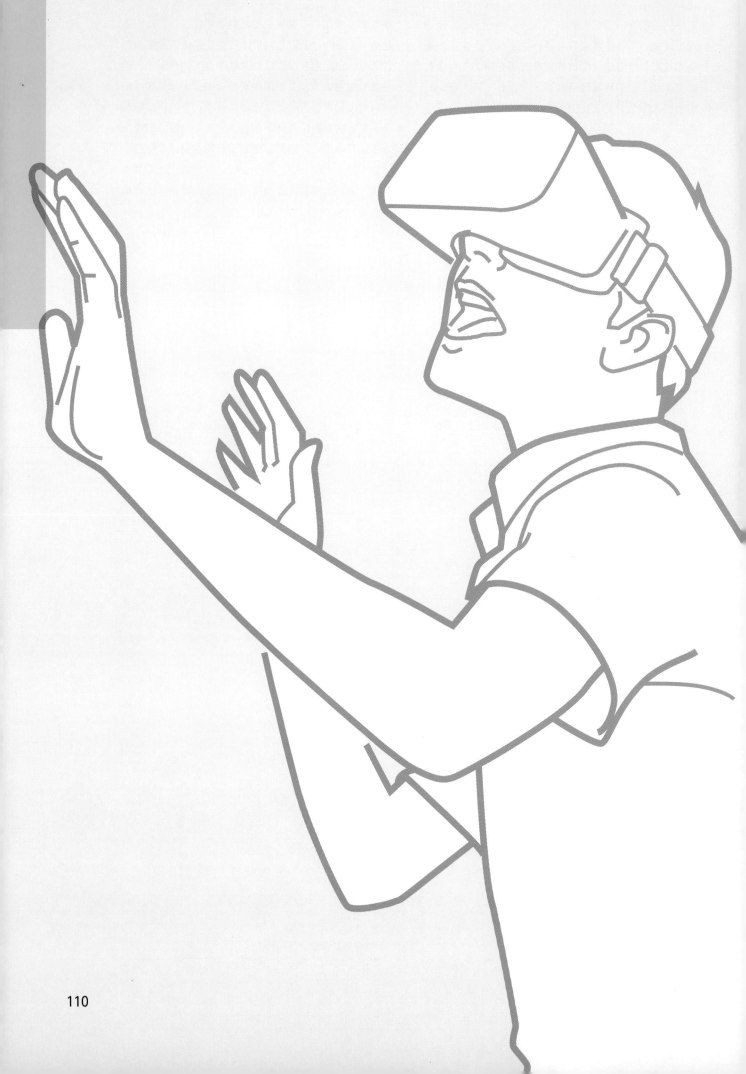

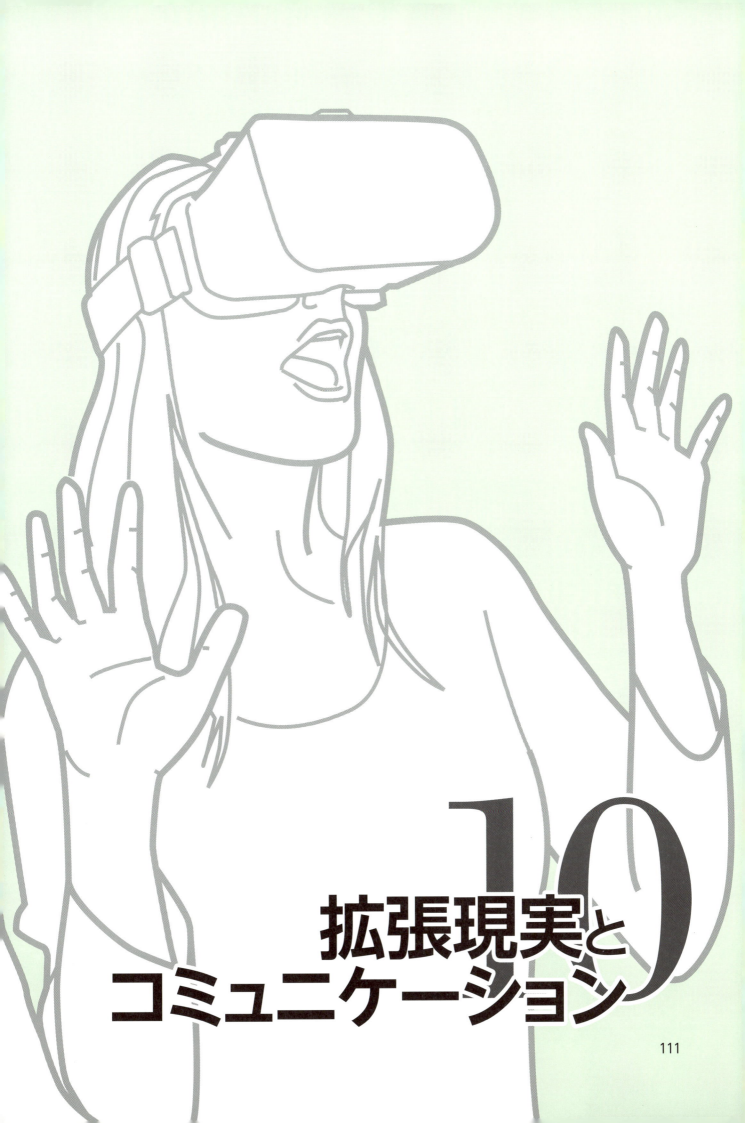

10 拡張現実とコミュニケーション

現代社会においては、情報技術の発展に伴い、場所を共有せずともリアルなコミュニケーションをとることができます。一昔前のコンピュータのイメージは、表計算したり、ワープロを用いて文字をタイプしたりする道具であるというものでした。それが現在では、インターネットによって情報をキャッチするものであるというようにそのイメージも変化してきました。今では人々は、パソコンやスマートフォンを介して世界各国の人々とコミュニケーションをとっています。そして、その技術革新は固定電話が必要のない時代へと変わりつつあります。一昔前は、遠隔コミュニケーションの中心は電話であり、電話の発明は革新的な出来事だったわけですが、現代社会ではもはやそれも昔話になりつつあります。今では、スカイプというアプリケーションを使えば、全世界の人間と場所を問わず双方向に視覚的にもコミュニケーションをとることができます。また、学校授業にもこうした技術が取り入れられ、教室に来なくとも授業を聴講することができるようになりました。こうしたコンピュータによるネットワークの構成は、人々のコミュニケーションを容易にさせ、そして同時にアプリケーションやファイルを共有することで、その作業を円滑かつ同時に行うことができ、こうした技術を活用して大規模データの収集・解析が進み、科学を大いに発展させようと試みられています。日常生活においても、こうした技術革新は進み、おそらく近い将来は空間を共有せずとも仕事ができたり、勉強したりすることができるでしょう。

　オンラインによるスカイプ会議はある種の臨場感を生み出します。それは今ここにある身体を意識することができるからです。空間と時間の制約から解き放たれたかに見えるこうしたコンピュータによる技術革新の中で、今また新たな意味あいにおいて「身体」という問題が浮上しつつあると思います。

　自分という存在は自分の身体に宿るといわれ、その身体は現実感を生み出してくれます。この現実感に基づき、目の前にいる人間に対して確信をもつことができ、その確信に基づいて人間はコミュニケーション行動をとります。目の前の人間らしき物体が現実として認識できなければ、話しかけるのにためらいますし、「私」自身が話しているのかという確信すらも揺らいだりします。

　さて、私が見ている世界はありのままの写実的な世界でしょうか？脳は現実に見ている世界をいかようにも修飾し、つじつまを合わせる機能をもっています。むしろ、それが得意といっても過言ではないでしょう。有名な心理現象としてミュラーリヤー錯視（図3.10）をご存じの方は多いでしょう。これは、斜線の間に挟まれた線分の長さは物理的に同じですが、外向きの斜線に挟まれた場合（外向図形）の方が、内向きの斜線に挟まれた場合（内向図形）よりも長く知覚されるという有名な錯覚現象です。これは記憶によってこうあるべきだという文脈ができあがることで、ボトムアップにあがってくる視覚に対してトップダウンに修飾した結果、脳内に知覚された現象を報告するという手続きになっています。このように、脳はありのままを見ない特徴があります。目の病気の一つにシャルル・ボネ症候群（Charles Bonnet Syndrome）があります。これは、たとえば緑内障を患ったりして視野がゆがんだり、欠けたり、あるいは視力が衰えたりすることで、それを補うように幻覚を生み出す現象のことで、実際には何も見えていないはずなのにまるで実際の光景を見ているようにあちらこちらと目が動くといった行動までみられるようになります。精神錯乱や妄想とは異なり、ある意味まったく正気であるものの、そのような幻覚を見てしまう現象で、スイスの博物

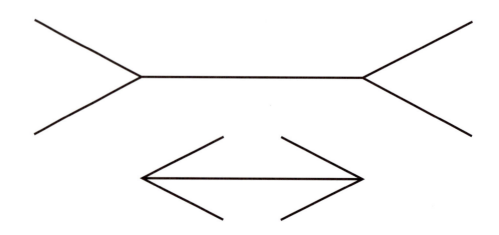

学者であるシャルル・ボネによって報告されたものです。ここで注目すべきことは、人間の脳が欠損を知覚として補完しようと試みるという性質をもっているということであり、ありのままという意味でのリアリティを求めて働いているわけではないということです。そして錯覚という知覚現象であったとしても、それは現実の人間の行動を変容させるということです。

　自分自身の姿を自分で見る幻覚を自己像幻視といったり、ドッペルゲンガーといったりします。現在では脳の側頭・頭頂接合部（TPJ）を刺激すると、自己の実体となる身体とは別にもう一人の自分が存在するかのように錯覚が出現することが明らかになり、この見解を用いていわゆる体外離脱体験が説明され、心停止、大量出血、ショック状態が生じることで脳に十分な血液を送ることができなくなり、これらの領域が一時的に機能不全を起こしてしまい、その結果、体外離脱体験が生み出されるのではないかと考えられています。これが、いわゆる臨死体験と呼ばれるものです。このようにあるきっかけで人間の自己意識はいかにもたやすく自分の本物の身体から離れてしまいます。近年の技術革新に伴い、たとえば、スーパードクターが遠隔地において治療が難渋する患者の手術をすることも可能になりました。視覚だけでなく触覚や運動感覚までも仮想として知覚できるといった現象を用いて、その現象を現実の身体に取り込むと行った手段によって、このようなことが可能になったのです。

　近年、拡張現実（Augmented Reality：AR）という言葉が台頭し、現代社会でもそれが根づき始めています。身近なところではポケモンGOがそれに相当し、それは私の分身とする主人公が現実社会らしき空間に入り込んでモンスターを獲得していくゲームです。拡張現実とは人間が知覚する現実環境をコンピュータによって拡張する技術一般のことをさします。いわゆるヘッドマウントディスプレイの中の世界に入り込み、自らの身体運動と連動する形で五感の変化を体感しつつ、情報伝達を繰り返すといった技術です。

　身体性はこうした拡張現実の世界でもっとも核心となる要素となります。自分の身体は自分のものであり、自分自身の意図で握手したり、会話したりしています。誰にも操作されず自分の意図によってです。このようなエージェンシーの惹起はまさに「私」の意識をつくりだすものです。目の前に置かれたラバーハンドに視覚刺激が与えられ、それと同時に自己の身体の同じ場所に触覚刺激が与えられると、私たちの意識はそのラバーハンドをあたかも私自身の身体のように思ってしまいます。これはラバーハンド錯覚（図3.11A）と名づけられたものですが、実際には「そのラバーハンドは私の身体ではない」とメタ意識が働いたとしても、なんだかその身体が私自身のものに思えてしまう（身体化）現象をさします。もちろん、このラバーハンドが動き、それが自分の意図のタイミングと合えば、そのラバーハンドの動きは自分自身の意図によって起こったものと脳は知覚します（図3.11B）。こうした知覚は脳内の多種感覚統合に関わる領域の活性化に従って起こります。つまり、仮想的に自己の身体をつくりあげることが可能なわけです。このようなことを利用して、たとえば自己の身体が動かなくても、運動意図に関連したシグナルを脳波などで取り出し、そのシグナルに基づき、仮想現実世界に存在する身体を用いて他者とコミュニケーションをとることが可能となります。もちろん、その際、その仮想現実にいる身体を通じて、脳内にフィードバック情報を回帰させれば、拡張された社会の中に自己を存在させることが可能になります。これは拡張された身体ともいえま

図3.10 ●ミュラーリヤー錯視

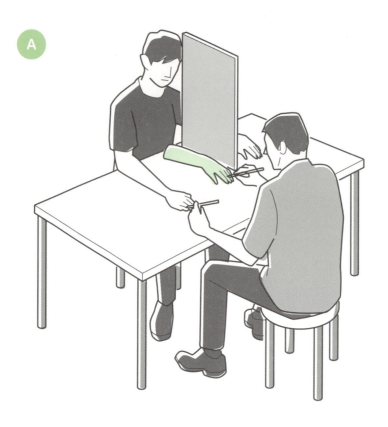

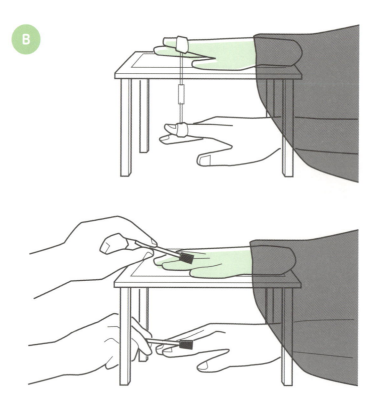

図3.11 ● ラバーハンド錯覚

(Botvinick M et al：Rubber hands 'feel' touch that eyes see. Nature 391：756, 1998 / Kalckert A et al：The moving rubber hand illusion revisited：Comparing movements and visuotactile stimulation to induce illusory ownership. Conscious Cogn 26：117-132, 2014より作成)

すし、拡張された脳、そして拡張された現実感ということもできます。

　来たる2020年に開催される予定の東京オリンピックでは、技術革新の恩恵により、拡張現実を用いた世界をモチーフに開会式や閉会式が演出されるに違いありません。身体を介したエージェンシーを引き起こすことがロボットで容易に可能なのであれば、近い将来、人間とロボットのコミュニケーションも可能になると思われます。おそらく、科学技術の進歩はそれを可能にし、新しいコミュニケーション・パラダイムへと転換するでしょう。そして、人工知能（artificial intelligence：AI）は記号を操るわけですから、これにエージェンシーを宿した身体の付与に成功すれば、近未来においては、人間とAIの

コミュニケーション、そして、ついにはAI同士のコミュニケーションが当たり前のように行われるに違いありません。すでにAI同士での身体的経験（模倣など）を介したコミュニケーションによって人間の知らないシンボル言語が創発されているわけですから。こうなるとコミュニケーションそのものの意味は変わらないとしても、それが人間同士、そして人間と社会とをつなぐ根源的な調整行動であることは変わらないとしても、そうした行動を媒介する言語的な手続きが人間と、その人間が生み出した人間以外の知的な仕組み、たとえばロボットやサイボーグをも取り込んで新しい社会学的な関係性をつくりだしていく可能性はとても現実的になってきました。

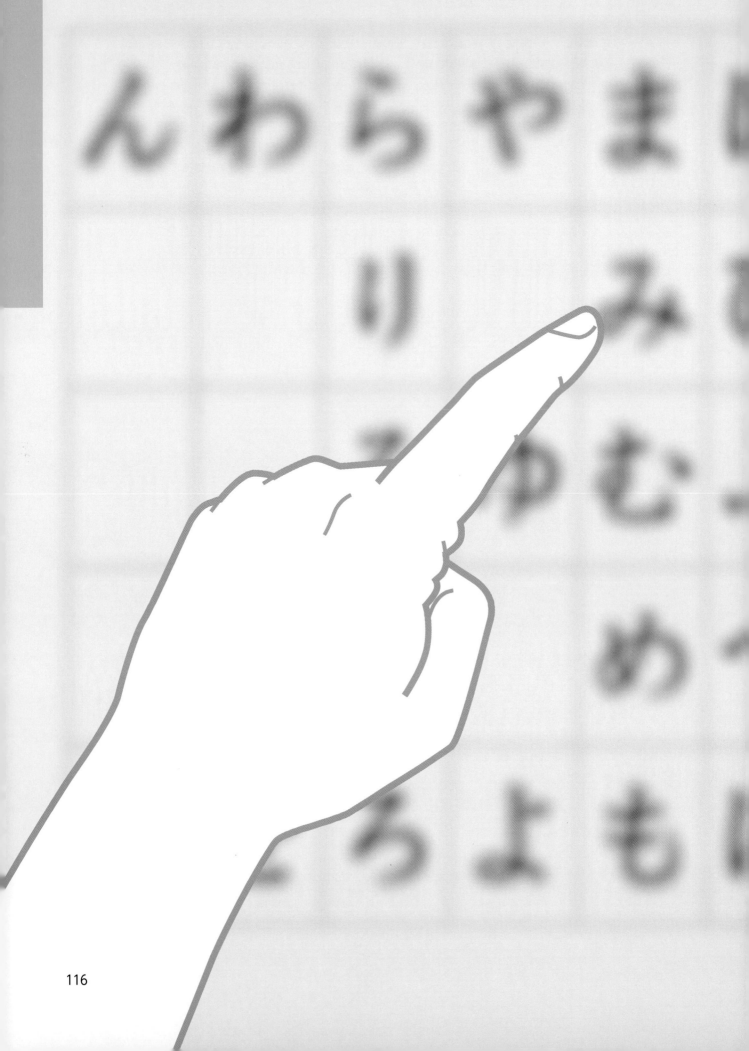

11
コミュニケーション
支援用具

人との情報のやりとりは生きていくために欠かせないものです。自分の意図や欲求を伝える行動は乳幼児が生き続けていくために必要不可欠であることは誰しも知っています。大人と違って、生まれたての新生児はある種この世の終わりといわんばかりに泣き叫びます。それしか不快な感情を相手に伝える術がないからです。人間は他の動物に比べ相当に未熟な段階で生まれます。ゆえに、新生児は他者の手助けがなければ生きることができません。だから、人間は泣きわめくことで他人の注意を引きつけ、そしてそれを見聞きした大人は親でなくとも「なんとかしなくては」という種の保存に埋め込まれた意識を生み出し、その子を抱き上げます。このように、人間の社会は他者を支え、そして他者に支えられて生きるよう遺伝的に組み込まれているわけです。こうしたコミュニケーション行動を通して、人間は他者とつながり、そしてその社会を維持し続けていきます。

言語を用いなくても大まかな自己の感情や意図を他者に伝えることができます。日常生活をたくましくかつ豊かに営むためには、自らの意図や感情を他者に与え、そして他者のそれらを感じ取り、それらの情報を共有することが大切であることを子どもの頃から人間は学んできました。しかしながら、病気によって身体に障害をきたすと、うまく相手に自己の意図や感情を伝えられない、あるいは他者のそれらを受け取ることができなくなります。ヘレンケラーは髄膜炎によって聴力、視力を失い、話すこともできなくなりましたが、サリヴァン先生のおかげで、指文字などを介して練習し、その後話すこと自体が回復していったことは有名です。このエピソードとしては、コミュニケーションツールとして身体が残っていたことが重要なポイントとなるでしょう。身体が存在することによって、それから発せられる、あるいは感じ取られる情報はコミュニケーションにとってかけがえのないものになります。近年のコンピュータがロボットとして身体を持ち始め、そして人間とコミュニケーションをとり始めたのも、まさに身体性に基づいているわけです。

とはいうものの、視聴覚や言葉の損失はコミュニケーションにとって大きなハンディをもたらします。これを補助する目的でコミュニケーション支援装置が医療機器あるいはリハビリテーションツールとして古くから開発されてきました。そして今なお進歩し続けています。たとえば、補聴器は身近な存在としての代表格でしょう。また最近のテレビ放送の多くは、字幕やテロップを入れることも少なくありません。このように、現代社会では身近なところに当たり前のようにコミュニケーション支援となる装置や手続きが施されています。ハンズフリーの電話は肢体不自由の人に、文字盤、携帯用会話補助装置や意思伝達装置（図3.12）は声を失った人に適用され、改良されながらもコミュニケーションツールとして役立てられています。ミュージシャンの「つんく♂」が声帯を切除しながらも、パソコンなどのコミュニケーションツールを用いて今なお活躍されているのは記憶に新しいと思います。

コミュニケーション支援ボードにはイラスト化されたピクトグラムが用いられ、言葉を発さなくても意思伝達ならびにその読み取りが送り手と受け手の間でなされています。この支援ボードは、話し言葉によるコミュニケーションにバリアのある外国人や高齢者、病気療養中の人、幼児（たとえば自閉症スペクトラム症候群の子ども）に活用されています。さらに、ほとんどの人がパソコンを使えるようになった現代社会においては、パソコンを介して音声発生や

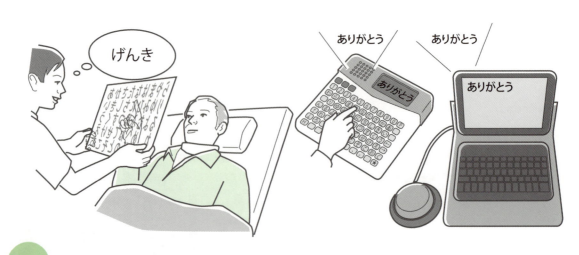

図3.12 ●コミュニケーション・エイド

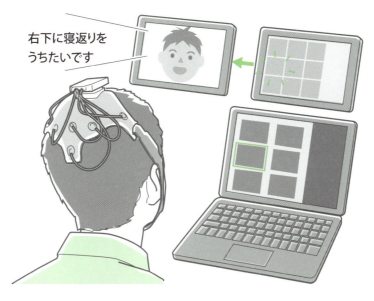

図3.13 ● ニューロコミュニケーター
（産業技術総合研究所の長谷川良平らの開発をもとにイラストを作成）

文字情報伝達がされています。いずれにしても、こうしたツールはそれらを媒体に双方間のやりとりを可能にさせます。そして、コミュニケーションに用いられる五感のうちの何らかに障害があっても、他の感覚を強く利用してそれを代償するようにできていたり、運動実行できない場合は、何らかの媒体（装置やボードなど）がそれを代わりに実行する仕組みによってコミュニケーション行動を導くようになっています。意図や感情を伝達し合い、それを共有することができれば、互いの行動を調整することができます。

近年、脳からの信号を計測しそれを利用して機器操作を行うことで、コミュニケーションの補助や運動行動の補助などを行おうとする「ブレイン・マシン・インターフェイス（Brain Machine Interface：BMI）」と呼ばれる技術が注目されています。これは文字どおり人間の脳と機器をつなぐ技術です。たとえば、BMIを用いて脳の運動関連領域の活動をリアルタイムに読み取ることできれば、それとつながった車いすや義手を動かすことができます。さらには、道具（義手）の操作といった出力系だけでなく、義手に生じる感覚を脳に伝達する入力系との連動を図ることでさらに精緻な動作を可能にする技術が開発されつつあります。近年では、重度運動機能障害者のコミュニケーションを支援するために、運動行動をサポートする運動型でなく、認知型のBMI技術を用いた意思伝達装置「ニューロコミュニケーター」が開発されています（図3.13）。図3.13のように脳波などから脳活動を記録し、それをコンピュータ内に存在するパターンに照合し、照合結果、パソコン上のアバターによって意思を出力させる手続きになっています。こうした装置は、閉じ込め症候群や筋萎縮性側索硬化症を患った対象者のコミュニケーションツールとして期待されています。図3.13のような頭皮から脳波を読み取る方法だけでなく、電極を脳内に埋め込む方法も開発されています。そうすれば装着は必要なくなることから、新しいコミュニケーション手法として期待されています。まだまだ実用化には至っていませんが、近い将来身近な装置へと進歩することは間違いないでしょう。その一方で、他人に心を盗み取られるといったマインドリーディングの問題も同時に発生します。ゆえに、早急な科学倫理の整備が必要になるでしょう。

こうしたBMIの究極的なものが自分に代わる義体の操作です。技術的には初期段階ですが、日本でも脳波で動かせるロボット、いわゆるアンドロイドの製作が進んでいます。BMIの開発は運動障害を有する者にとって生活を補助する役割を担うものとなりますが、その一方で、このような技術革新は、たとえばアンドロイド（身体）が倫理的に間違った行動をとった場合、あるいは強要された意識や精神心理に問題がある意識、さらには未成年の未熟な意識によって生まれた自由意思に基づいてアンドロイドが問題行動を起こした場合、果たしてそれを操作した人間（脳）を罰したり律したりすることができるかといった大きな倫理問題を人間につきつけています。こうした心身問題に対して、比較的早急な法制度の整備が必要といえるでしょう。

コンニチハ...

120   コンニチハ...

近未来社会・AI／機械学習・ロボットとの共存

12

人間は文化の伝承という慣習をつくりました。そして、それを結晶化したものが教育です。人間が生み出した文化の中で教育はとても意味深いものであり、最大の開発物と思えます。けれども、人間には他人に教わらなくても、つまり模倣学習しなくても、環境において行動を繰り返し、その行動の中から経験を構築していくことで自らの脳でクラスタリングしつつ学習する特徴も同時に備わっています。この手続きを自己組織化と呼んだり、教師なし学習と呼んだりします。人間の意思決定はある種自らの行動経験の賜物です。若者よりも年配者の方が知恵をもっているといわれるゆえんは、この経験の結晶に基づく知能によるわけです。時にそれは知性とも呼ばれます。

　近年、機械学習という言葉が定着しつつあります。これは教師なし学習による手段ですが、人間が自然に行っている学習能力と同様の機能をコンピュータで実現しようとする技術・手法のことであり、それは人工知能（artificial intelligence：AI）に活かされています。それ相応の多数のサンプルデータの集合の入力に基づき自動的に解析を行い、そのデータから導き出された有用な規則、ルール、知識表現、判断基準などを抽出し、状況におけるアルゴリズムへと発展させていくことがAIの研究の手法になります。オンラインショップにおける顧客の好みや閲覧動向（履歴）などから、顧客の興味関心に関連する商品を奨める方法といったレコメンド機能も機械学習に基づいたものです。オンラインショップのamazonなどはレコメンド機能を積極的に利用しています。つまり、コンピュータの方から人間に対してインタラクションを求めようと行動を起こしてくるわけです。

　このようなパターンの認識はAIと人間のコミュニケーションにも役立てられています。スマートフォンに掲載されたAIとのコミュニケーション（例：Speech Interpretation and Recognition Interface：Siri）は有名です（図3.14）。最近ではスマートスピーカーが登場し、人間の日常生活を援助するような働きかけ、すなわちコミュニケーション行動をAI自らが働きかけています。このようにAIは多くの情報の中からパターン分析に基づき意思決定し、それを音声あるいはメッセージとして出力するところに特徴があります。今はまだ部屋の電気をつけたりエアコンをつけたりといった遠隔リモコン的な機能が中心であり、人間からの働きかけに応じることがほとんどですが、近未来にはAIの方から生活のアドバイスをしてくれるような世界になっていることでしょう。一人暮らしとなった高齢者にとっては、ペット以上に愛着をもってAIロボットとコミュニケーションがとれるということも想像に難くありません。なぜなら、現代のAIロボットは顔・身体をもち始めたからです。顔の情報に対して適切な言葉が返ってくる、この自然な流れをAIロボットがもち始めると、世話の簡便さから考えて、人間関係が狭小化した高齢者にとってはかけがえのない話し相手になることでしょう。さらにAIは言葉の壁を破る可能性ももっています。AI翻訳の性能が向上すると、人間社会では多様化した言語を収束させる可能性を秘めています。これは人間の進化にとって、つまり人間社会の多様なあり方からみて良い方向に導かれているかは疑問ですが、そのようなテクノロジーと共存し、新たな創発現象を楽しむのが人間としての醍醐味かもしれません。

　10年後、今ある職業は一変していることでしょう。単調な作業はAIロボットで十分ですし、人為的ミスというのも見当たらなくなるでしょう。近年では、AIロボット自体も顔をもち、得意な記憶だけでなく、オンラインの言語やしぐさ、そして最近では単純な表情も読み取ることができるようになってきています。そしてさらには人間との会話によって得る経験を知識ベースとして構築することができるようになりました。さらには、AIロボット同士の交信が可能になり、AIロボット同士しか知り得ないシンボル言語が創発されることも発見されています。た

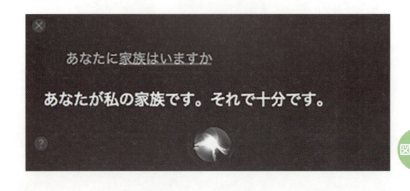

図3.14 ● Siriの画面

だ一つ大きな壁があります。それは人間がもつ能力である、同時に複数人との会話を楽しむということができません。複数人いれば、その人間間の価値やヒエラルキーも異なります。さらには、その時々に刻々と変化する状況をとっさに認知し意思決定しなければなりません。両者の関係性の間をとりもつ介在神経細胞のような存在も見当たりません。つまり、現代のAIロボット自身が集団生活の中で自分をいかにその集団の中で関係づければよいか、どのように振る舞えばよいか、どのような役割をまっとうすれば良いかを文脈として判断することが難しいのです。超個体としての集団生活は、社会を構築していくうえでとても重要ですが、現状、そのようなAIロボットは未だ遠いように思えます。脳は単にニューロン間のシナプス伝達のみでできあがっておらず、それぞれの部位が異なる仕事をしています。AIロボットも人間社会の中、あるいはAIロボット同士の社会において、小脳役のものが出てきたり、大脳基底核役のものが出てきたり、刻々と変化するその環境に応じてそれが変化していくことが可能となれば、本当の意味で人間と共存していくことができるのではないかと思います。そうすればAIロボットが介在することで、人間同士の誤解がとけるというシーンも想像することができます。

　近年のAIロボットはそのほとんどが身体をもつようになりました。ひと昔前の機械的なコンピュータといった、いわゆる物体というイメージは、今のAIロボットではなくなりつつあります。脳の学習のために身体が必要であることに気づいたからです。コミュニケーションとなれば、とりわけ非言語情報が有意味であることは間違いないため、前述したように、コミュニケーション行動にとって身体性がとても大事な情報になるからです。しかしながら、身体をもったAIロボットであっても、自分の身体的経験から言語を生み出すというプロセスには未だ至っていません。言語はあくまでもAI内のネットワークのみから生み出されたもの（人間でいうと脳内ネットワークのみ）に限られています。人間は実に多くのメタファーをもっています。たとえば空間のメタ

ファーである「上がる」がありますが、上下という概念は重力下の地球上で生活する人間にとっては、自らの身体的体験に基づいてもっているものです。だから、「地位が上がる」といったりできますし、「物価が上がる」という表現もできます。このような比喩的表現を生成することが今の人間は得意です。その成果が芸術なのです。脳の角回の働きがこうした表現に大きく関与しているといわれており、現代人は特にそのボリュームが大きくなっていることがわかっています。さらに人間は、擬音語や擬態語も多くもっています。日本語でいう「フワッ」に「上がる」を加えると「フワッと上がる」になります。こうすれば、言語が身体的経験に根づいていることがわかると思います。「ハラハラする」という言葉を聞くだけで、自己の身体的経験に置き換えることができますよね？このような身体的経験（外受容にも内受容にも）に基づいて人間の言語は創発されてきたわけです。人間は実に多くの言語の性質をもっています。クラスタリングによって概念化され命名される名詞だけではなく、自己の身体的経験に基づいた形容詞や副詞を多くもち、それによって文脈に彩りを与えることができます。

　また、人間は他者との会話の最中にさまざまなイメージが立ち上がります。そのイメージは視覚だけでなく、触覚、筋感覚、味覚、嗅覚などありとあらゆるものに基づきます。りんごと聞くだけで、自己の身体的経験に基づき、さまざまな知覚をイメージすることができます。こうしたイメージの立ち上がりこそ、会話の連続性を成立させるものであり、そしてその連続性は味気ないものではなくなります。いわゆるquestionとanswerのやりとり（あくまでも情報伝達）ではなくなるわけです。このようなイメージの立ち上がりに関しても、脳の角回や縁上回といった下頭頂小葉という場所が関与しています。この領域の機能的発達は、まさに現代人のコミュニケーション行動を支えているものとなっているように思えます。なぜなら、現代の文化はそのほとんどがメタファーによる手続きによって支えられているからです。

あ と が き

　本書を読み進めていただいた感想はいかがですか？実践科学にいる人たちからは「こんな本を期待していたのではない」と批判されそうな気もしています。けれども、「生物におけるコミュニケーション行動とはいったい何なのか？」を考えるプロセスになったのではないでしょうか。

　今日、コミュニケーションに関連する書籍はビジネス本、啓発本、新書などを含め多数出版されています。言い換えれば、現代社会において、人々はそれだけ「コミュニケーション力・スキル」を求めているのでしょう。無論、社会の中でうまく生き抜いていくためには、何らかの形で、「人としての」コミュニケーションをとることは必要です。ただ、社会は人だけがつくっているわけではありません。本書を読んでいただいたことで、アリや他の動物も人をはるかに凌駕する効率的な超個体としての社会システムを形成していることが理解されたと思います。そして、私たちのからだの中にある細胞も逐次メッセージをやりとりしています。これもコミュニケーション行動と呼ぶことができるでしょう。彼ら（アリや細胞）は無理に、かつ過度にコミュニケーションをとろうとしているわけではありません。コミュニケーション行動とは種（私自身も含め）を保存していくための自然現象なのです。

　コミュニケーションは2つ以上の個体間で起こるいわば創発現象で、それはある種、自然発生的な調整行動といえます。だから、「対話が重要！」とし、ミーティングを量的に重ね、多くの時間を共に過ごし、そして会話するといったことを別段しているわけではありません。業務中、個体間で距離を保ちつつ、互いに淡々と行動を起こし続け、秩序を保つといったこともコミュニケーション行動であるわけです。すなわち、秩序が保たれている結果から鑑みれば、互いの非言語的な行動が相手に対して影響を与えているといえます。

　何らかの環境変化によって、その社会的秩序に誤差が発生した時こそ、調整行動としてのコミュニケーション行動が求められます。人はそうした誤差を問題意識として共有し、問題解決のための個人の思考を言語に変換し、それを他者に伝え、全体としての考えへと統合・発展させていきます。人々はこのプロセスによって、コミュニティを形成（例：コミュニティにおける規則と構築）してきました。

　一方、人のコミュニケーションは、生活（生きるため）に必要のない情報を他者に伝える特徴をもっています。ゴシップもその一つであることを述べました。人はこの特徴・性質をもっているがために、親が子に言葉を伝承してきたプロセス、すなわち教育を生み出すことができました。子どもが指さしする対象には生きるために必要のないものもたくさん含まれています。けれども、大人はその指さしに反応・呼応し、たとえば生命維持にとって必要性をもたない語彙を子どもに与えたりします。人の語彙はこうして増え、それを活力に科学や文化を形成し、発展させてきました。

　本書を通じて、コミュニケーションは単なる「情報伝達」ではないこと、そしてコミュニケーション能力とは異なる「情報伝達能力」ではないこと、そして、人がもち得た「コミュニケーション能力」とは、社会システムや自律的な自己（あるいは他者を含めた互い）の文脈の維持を乱す誤差の調整が必要となった場合に於いて、調整行動を駆動できる能力であること、を理解していただければ、著者としては望外の喜びです。だから、無理に（自然でない）、かつ過度にコミュニケーション関係をつくっていく必要はないわけです。あくまでも自然体で。

最後になりましたが、本書はウンベルト・マトゥラーナとフランシスコ・バレーラが書いた『知恵
の樹～生きている世界はどのようにして生まれるのか』に対するオマージュを込めて制作しました。
制作する中で、彼らの水準にはまだ到底及ばないと自覚しつつ、生きている間にその水準に到達した
いという欲求が湧いてきました。改めて、ここに、彼らのこれまでの仕事に対する敬意を表したいと
思います。

2018年5月

森岡　周